第21回 日本医療マネジメント学会学術総会

私たちの働き方改革
良質で成熟した日本の医療をめざして

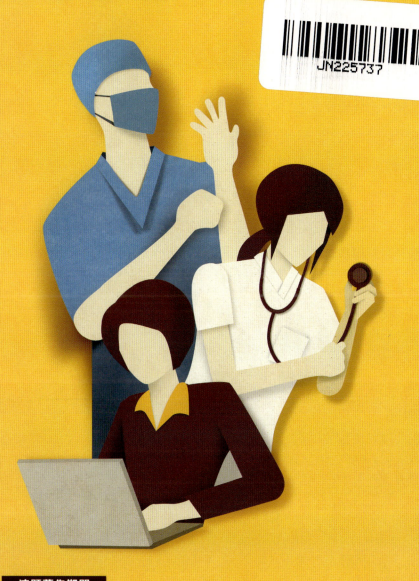

演題募集期間
2018 **12.4** TUE ▶ 2019 **1.29** TUE

事前参加登録期間
2018 **12.4** TUE ▶ 2019 **6.11** TUE

会長
絹川 常郎
独立行政法人
地域医療機能推進機構 中京病院 院長

会場
名古屋国際会議場
2019 **7.19** FRI ▶ **20** SAT

招待講演 「助け合いこそが心と人生を豊かにする」
カレーハウスCoCo壱番屋 創業者
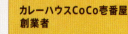
宗次 德二

市民公開講座 「やさしさを届けるケア技術 ユマニチュード」
国立病院機構 東京医療センター 総合内科

本田 美和子

［学術総会事務局］
〒457-8510 名古屋市南区三条一丁目1番10号
独立行政法人地域医療機能推進機構 中京病院内

［学術総会運営事務局］
〒100-0013 東京都千代田区霞が関1-4-2 大同生命霞が関ビル14階
日本コンベンションサービス株式会社
TEL:03-3508-1214 / FAX:03-3508-1302 /
E-mail:jhm2019@convention.co.jp

イザイ 医材
第34号・目次

特集

SPDが医療製品物流を変える ……5

● 日本SPD協議会、2018年度シンポジウムが開催される ……………… 5
・ SPD業務の重要さが明確になった基調講演 ………………………… 5
・ 立場が異なる方々からSPD業務の実際が報告された ……………… 9
・ SPDの業務範囲と質の評価 ……………………………………… 11
・ 盛り上がった質疑・討論 ………………………………………… 15
・ シンポジウムのまとめ　SPDに望むこと …………………………… 20

トップインタビュー 第34回
No.1 ヘルステック・カンパニーを目指す

株式会社フィリップス・ジャパン　代表取締役社長　堤　浩幸 氏 ………… 21

特別インタビュー
周術期の体温管理について

~術後の様々なリスク軽減のため、温風式加温装置で体表面を効率的に温める~
尾﨑 眞　先生に聞く ……………………………………… 28

連載

◎ Dr. 武藤のイザイ安全講座 Vol.34　画像診断報告書の確認不足
武藤 正樹 ………………………… 32

◎ 医療材料に関する行政・中医協の動き ウォッチング34　牧 潤二 … 35

TOPICS

◎ 一般社団法人日本医療機器ネットワーク協会（@MD-Net）
2017年度（第7期）定時社員総会開催される ……………………… 42

Contents

報道発表・新製品紹介

●TAVI用デバイス「コアバルブEvolut PRO」の販売を開始（2018年8月1日）
日本メドトロニック株式会社 …………………… 48

●超音波気管支ファイバービデオスコープ「BF-UC290F」を発売（2018年8月28日）
オリンパス株式会社 ……………………… 50

●「レジリエント」な生体弁を新発売「インスピリスRESILIA大動脈弁（2018年9月4日）
エドワーズライフサイエンス株式会社 ……………………… 52

●糖尿病患者に血糖変動の「見える化」の重要性を啓発する
血糖トレンドキャンペーン」を開始（2018年9月5日）　アボット ジャパン ……………………… 55

●2018欧州心臓病学会、心筋血行再建ガイドラインにてiFRを最高レベルに推奨
（2018年9月25日）　　　　　　株式会社フィリップス・ジャパン ……………………… 56

●「ニプロ健康宣言」制定のお知らせ（2018年9月26日）
ニプロ株式会社…………………… 58

●大腿骨頚部骨折治療における骨接合材料「Femoral Neck System」全国展開
（2018年9月26日）　　　　ジョンソン・エンド・ジョンソン株式会社…………………… 58

●包埋ブロック作製装置「ティシュー・テック® TEC 6」新発売（2018年10月11日）
（2018年9月26日）　　　サクラファインテックジャパン株式会社…………………… 60

●「ティシュー・テック® マイヤーヘマトキシリンプリズマ専用パッケージ」新発売
（2018年10月23日）　　　サクラファインテックジャパン株式会社…………………… 62

●「AI自動診断システム」で戦略的提携（2018年10月23日）
株式会社トプコン…………………… 63

●内視鏡用粘膜下注入材「ケイスマート」を発売（2018年10月25日）
オリンパス株式会社…………………… 64

●日本のベンチャー企業、アルムと資本業務提携を実施（2018年10月31日）
株式会社フィリップス・ジャパン／株式会社アルム…………………… 66

●検査・検診用（化学療法用）「バーサシールド　エクステンドカフ」発売開始
（2018年11月1日）　　　　　メドライン・ジャパン合同会社…………………… 67

奥付／編集後記 …………………… 72

イザイ‥ 第34号 2018　3

わたしたちは
お客様の視点で、
医療現場の改革を
サポートします。

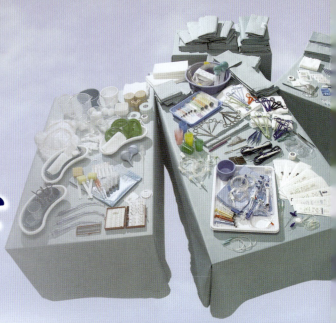

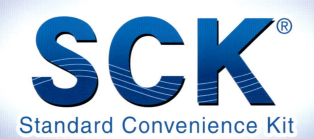

Care(介護)とCure(治療)を通して、「生きる力を応援する」Livedo Corporation。
日常の介護から最先端医療まで、さまざまな事業領域で、確かな実績を積み重ねてまいりました。

そしてわたしたちはLivedo Medicalとして手術準備用キットSCK(スタンダード・コンビニエンス・キット)と
現場のニーズに即した的確なソリューション展開で、新しい価値をお届けしてまいります。

Livedo Medical は、安全・安心を大前提に、先端医療の質を高め、
業務の効率化と経営の革新を図る医療現場をサポートします。

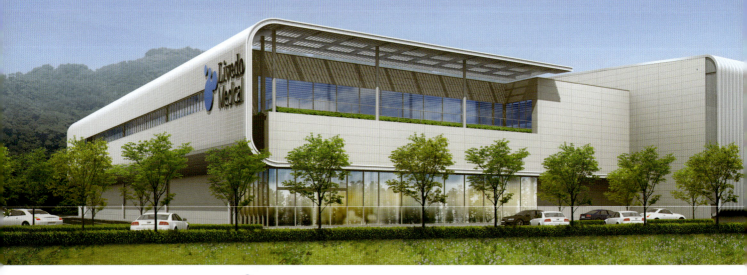

Livedo Medical
株式会社リブドゥコーポレーション

URL http://www.livedo.jp　e-Mail askm@livedo.jp

<メディカル営業本部>　〒164-0011 東京都中野区中央1-38-1 住友中野坂上ビル16F　TEL.03-5338-5155　FAX.03-5338-5159

特集 SPDが医療製品物流を変える

日本SPD協議会、2018年度シンポジウムが開催される

2018年7月7日（土）、東京・御茶ノ水、中央大学駿河台記念館において、一般社団法人日本医療製品物流管理協議会（略称：日本SDP協議会）主催の2018年度シンポジウムが開催された。今回のテーマは、「SPD業界に期待するもの」。医療提供者側（大学病院材料部、購買・物流部、民間病院資材・購買部）、SPD事業提供者側の双方からの参加者をパネラーとして迎え開催された。当日は、前日までの西日本を中心とした大雨の影響で、遠方からのパネリストの参加が危ぶまれたが、無事駆けつけられ、開催された。

（取材・文責：編集部 井澤 泰）

● SPD業務の重要さが明確になった基調講演

まずは、笠原庸介理事長から、基調講演が行われた。講演概要を報告する。

日本SPD協議会では、事業計画として、研究会、研修会の定期的開催を行う。また、①資格制度研究部会、②SPD実態調査部会を設け、研究、調査活動を行う。将来的には、共同購入研究部会も設置する。

・「局所最適化」から「全体最適化」へ

笠原氏は、今までのSPD事業は「局所最適化であった」と述べ、以下のように話を進めた。

SPD事業者側は、適正な業務対価の確保、医材価格と業務対価の分離などを求めてきた。一方、医療提供者＝病院側は、収支改善の一環としてSPDを導入し、安価な業務対価で質の高い業務サービスの提供を求めてきた。また、材料費削減のためにベンチマークを利用し、医療機器販売業者やSPD事業者に医療材料の値引きを要求してきた。いわば、両者にとって自分のことだけを考え、SPD事業をとらえていた。しかし、これでは多くの人の理解は得られない。

今後は、病院経営の改善・医療の継続性・充実化に資すること、医療提供者、医療機器販売業者、そしてSPD事業者が共生を図ることを目的にSPDとしての「全体最適化」に取り組みたい。

昨今の人手不足による物流・運輸業界のコストアップ、販売手数料の縮小、地域医療連携、地域包括ケアなど、医療体制の変化、診療報酬の低減、材料費価格削減圧力、ICT化に伴う他産業からの参入など、パラダイムシフトが出現している。また、ステークホルダーの利害が相反するなど課題は多い。だからこそ、ステークホルダーが連係して、改革・改善策を実現することが必要であり、それに向かって日本SPD協議会はチャレンジする。

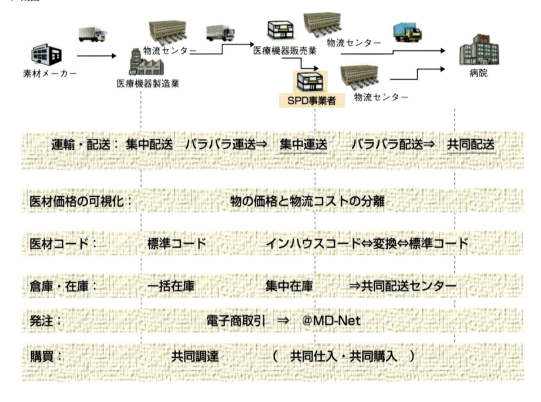

図1　全体最適化構想の検討

・**全体最適化に必要なこと**

　全体最適化の実現のために必要なことは、1）医療製品の物流、2）医療材料の価格、3）医材コード・標準コード、4）倉庫・在庫、5）発注、6）購買の各項目について、図を示す（**図1**）。その上で、各項目に対して問題を提起し、全体最適化構想のまとめとして、**図2**を示す。その内容は、1）物流では、集中運送、共同配送による運送費の軽減、2）医療材料価格については、価格の可視化、物の価格と物流コストの分離による価格低減、3）医材コードでは、標準コードの活用とトレーサビリティの確保、4）倉庫・在庫では、一括在庫、集中在庫による在庫管理コストの削減と、災害時備蓄在庫の確保、5）発注については、電子商取引、@MD-Netの普及による事務コストの削減、6）購買では、共同調達、共同仕入、共同購入による医材価格の低減、である。

　続いて、「サービスの対価」と「モノの対価」については、単純に病院購入価格を調査しても、正確な価格比較はできない。病院購入価格には特別価格があり、SPD等の業務対価、各種機器・装置類の使用料・賃借料の全部、あるいは一部が含まれている。そのため純粋なモノの価格を把握して「真水の価格」で比較しない限り、ベンチマークも正確とはいえず、有効性・信頼性が疑問視される。「サービスの対価」と「モノの対価」を区別し、それぞれ適正な対価を明確にすることが、商取引の健全化、病院経営に貢献できることになる。

　課題は、サービスの対価とモノの対価が区別されていないため、それぞれが適正な費用で提供されているかの評価が困難な点である。さらに、SPD事業者側の現状認識と見解として、良質なSPD事業者を導入している病院では、物流管理、調達価格とも、既に改善されているか、改善方向にある。また、良質なSPD事業者は民間データベースによる物流管理、在庫管理、トレーサビリティを実現しており、

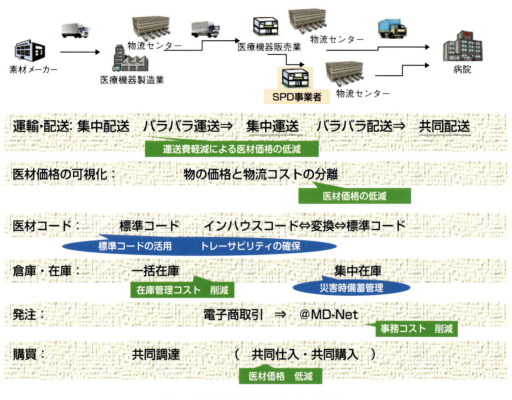

図2　全体最適化構想のまとめ（統合）

図3　病院におけるアウトソーシングの拡大とSPD

MEDIS-DC を必要としていないか、もしくは補助的に使用しているのみである。

・適切なアウトソーシングとは

　病院におけるアウトソーシングの拡大とSPDについては、図3を示す。政令8業務、1）検体検査業務、2）患者給食業務、3）消毒・滅菌業務、4）患者輸送業務、5）リネンサプライ業務、6）医療機器保守業務、7）医療用ガス保守点検業務、8）清掃業務に加えて、SPD業務としては、1）医師／看護師等のコア業務への傾注、2）物流管理の効率化、3）調達コストの削減を図ることが重要である。

さらに、SPDの将来像としては、病院は病院経営者を中心に財務・人材を集め、院長の指示のもと、診療部門が診療の質を高め、評判を得て、患者を集める。その一方、診療をサポートするための運用管理部門として、施設維持管理、材料・給食などの裏方があり、医療事務、病診連携、経営企画、医療情報システム、安全管理などが存在する。この構図のもと、「医療の質」「医療安全」「事業性」が有機的に結びつき、患者本位の医療が実現する。これが、病院のパラダイムシフトであり、イメージとして、図4を示す。その上で、包括的アウトソーシング（外部委託）を図5に示し、以下の効果とメリットを示す。それは、1）事務部門の業務量の削減、2）委託業者側の管理者費用の削減、3）各業務間の重複業務の解消、4）モニタリングによる業務水準の評価、5）コンサル費用の削減と企画・運営責任の一体化、6）コールセンター機能の設置、7）黒字経営への取り組みと実行、である。

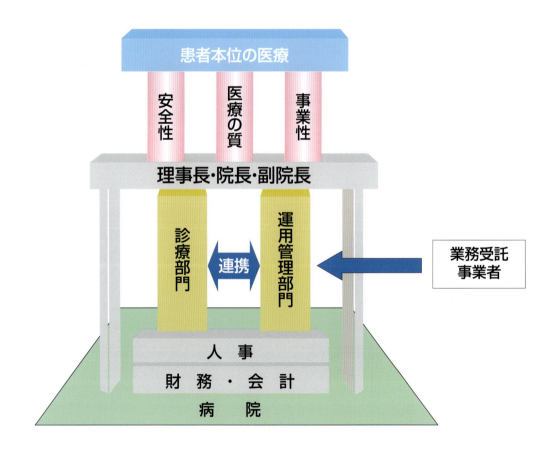

図4　病院のパラダイムシフトとイメージ

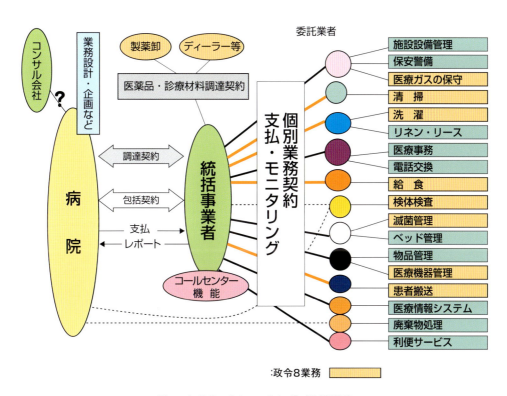

図5　包括的アウトソーシング（外部委託）

●立場の異なる方々からSPD業務の実際が報告された

基調講演後、パネルディスカッションが行われた。参加者は、右の表に示す方々であった。SPD業務を実際に病院内で行っている方、SPD業務を発注している方、SPD業務を請け負

表

病院事務部門	内田　力氏	済生会横浜市東部病院購買部室長
大学病院事務部門	井口　健氏	大阪医科薬科大学購買・物流部
大学病院手術室	高階雅紀氏	大阪大学医学部附属病院材料部部長
病院資材部門	木下裕明氏	高山赤十字病院医事課課長
SPD事業提供者側	百田昌史氏	㈱キシヤ執行役員SPDソリューション部部長

＊発言順

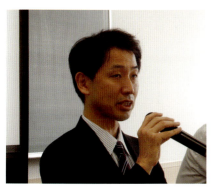

内田　力氏

い運用している方と、それぞれ異なる対場から、SPD業務についての詳細な紹介が行われた。司会は、日本SPD協議会事務局長代行の菊地公明氏であった。その概要を報告する。

・様々な立場からSPD業務を考える

内田力氏が所属する済生会横浜市東部病院は、病床数560床、三次救急、災害拠点病院であり、先進医療を積極的に行っている。SPD業務の運用は、医薬卸系のSPD事業者に外部委託しており、態勢としては院内SPDである。特徴としては、神奈川県内にある6つの済生会病院で、同一SPDの一元管理を行っている点だ。

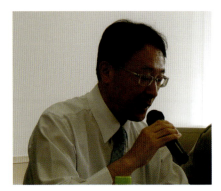

井口　健氏

　井口健氏が所属する大阪医科大学附属病院は890床、特定機能病院、災害拠点病院である。SPDについては、2002年に医療材料の業務管理として外部委託した。2004年からは、医薬品についても業務委託し、試薬については2015年から委託している。4年前に、業者選定の見直しを行い、SPD事業者を変更した。SPD事業者は本院のみに常駐し、関連する分院などのクリニックには配送を委託している。委託内容としては、購買、物流管理、搬送、情報管理、経営のサポートなどが含まれている。

　高階雅紀氏が所属する大阪大学医学部附属病院では、SPDの導入では20年超の歴史があり、院内外部委託型SPDである。医材のみで、文房具などは扱っていない。機種選定、価格決定は病院職員が行い、SPD事業者には、価格決定後の購入代行から院内でのディストリビューションを委託している。当初の事業者とは、現在異なる事業者に委託しており、現在はディーラー系の事業者となっている。販売・納入比率が、地域で最も高いディーラーの別部門にあたるSPD事業者である。良い点は、スケールメリットがあり、災害時やリスクマネジメントの点で安心であることだ。一方、価格競争力が削がれている点が指摘されている。業者を変更したのは、サービス品質の点で問題があったためだ。今後、資格認定や業務アセスメントが進めば、お互いwin-winの関係になるであろう。

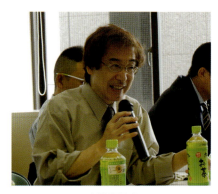

高階雅紀氏

　木下裕明氏が所属する高山赤十字病院は、472床、救命救急センター、第三次救急、へき地医療、周産期医療等を担っている。SPDについては、2003年に地元ディーラーに委託して始まった。2010年からは、SPD専門事業者に委託している。業務内容としては、医療材料、医薬品、臨床検査試薬のすべての管理と、医療材料については価格交渉を含めて委託している。手術室、心臓カテーテル室では、個別の原価管理もできるということで、使用したすべての材料について登録する業務も委託している。現在、SPD事業者とは、win-winの関係になっている。

　百田昌史氏は、福岡の医療材料卸企業である株式会社キシヤのSPD事業の責任者である。医療材料卸として長い歴史を持つが、SPD事業は、1993年から始めた。九州を地盤として、熊本以外の各県に倉庫を構えている。約60施設、13,000床弱のSPD業務を請け負っている。最大の施設は九州大学病院で、1,200床を超える。小さいところは、開業医クラスの30、40床の施設でSPD業務を行っている。SPDとしては、大から小まで、幅広いノウハウを蓄積・保有している。

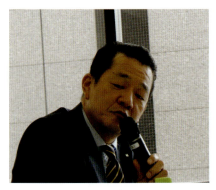

百田昌史氏

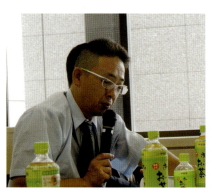

木下裕明氏

● SPDの業務範囲と質の評価

・済生会横浜市東部病院の場合

　司会者から、「SPD業務を委託する側として、政令8業務については見えやすいが、それ以外のアウトソーシングする業務としては、どこまでの範囲を、どのように業務にあたってもらいたいか、さらには、その評価を教えてほしい」との質問があり、ディスカッションに入った。

　済生会横浜市東部病院の内田氏が、まず、以下のように答えた。

　「政令8業務の給食、滅菌、リネンなどを外部委託している。委託先については、医療関連サービス振興会での基準審査を受けているので、その水準を元に選定している。また、様々な情報を収集し、比較・検討している。2010年に業者を変更した。当時、同一の仕様書にもかかわらず、様々な提案内容が提出された。これを精査することが大切である。比較する際の基準があれば良いと思っている。

　委託範囲としては、材料以外に、医薬品SPDと手術室の業務支援と心臓カテーテル室については、材料管理量が膨大であるため、SPD事業者に委託している。モノの管理のプロであることと、医師、看護師などの医療専門職種の職員には、専門業務に専念してほしいことから、雑貨の管理も委託している。

　SPD事業者のモノの管理能力を高く評価しているために、委託範囲がだんだんと広がっている。委託範囲の拡大は、医療現場からの要望である。医薬品については、薬学部6年制移行に

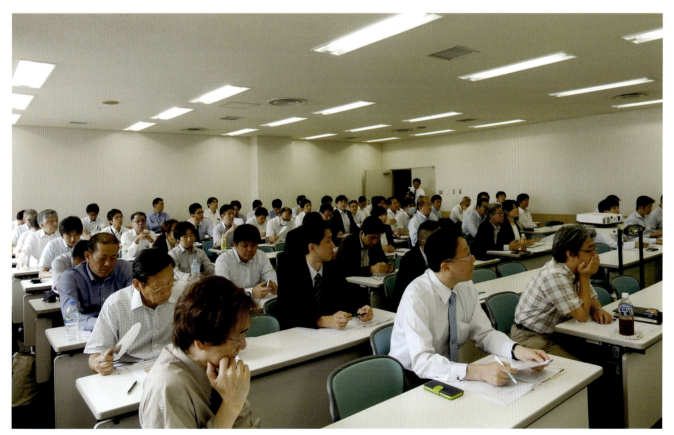

会場風景

際して、薬剤師が足りなくなった。そこで、SPD事業者に医薬品在庫管理を委託したことで、4人分の人件費の削減を実現し、病棟薬剤管理業務に振り向けることができた。この場合は、業務対価として、どれほどの削減ができたかを計算し、SPD事業者への仕様書を検討し、契約をし直した。病院管理者側としては、働き方改革もあるので、医薬品や雑貨に至るまで、モノの管理は、全体的にSPD事業者にお願いしたいと思っている。倉庫については、病院の規模に応じての、院内、院外倉庫の提案を期待している。また、SPDの問題ではないが、東日本大震災時に経験したことだが、あるメーカーの製品は東日本地域にしか在庫がなく、3日間ほど届かなかった。倉庫は一カ所に集中し過ぎると問題がある。大きく西と東に分散するなど、工夫してほしい」との意見と要望を述べた。

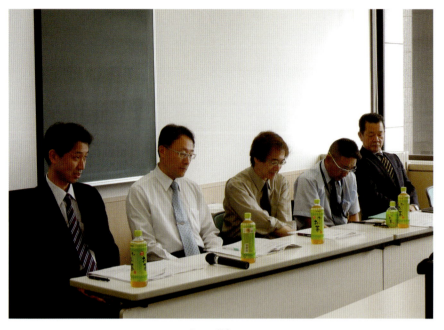

シンポジスト

・大阪医科大学附属病院の場合

井口氏の病院では、「外部委託しているのは、リネン関係と清掃関係である。滅菌など多くの業務を内部の職員で行っている。外部委託を検討する必要性は指摘されているが、踏み切れない理由は、以前から人員を雇用していることと、病院内部で業務を分かっているものがいなくなることを恐れてのことだ。

SPD業務については、医薬品、医療材料、試薬の物流管理を委託している。まずは医療材料について委託し、病院内部の要望で、徐々に委託範囲が広がった。これは、在庫管理などのシステムを自院でつくることが難しいためであり、ノウハウを持った事業者に任せる方が良いとの判断にもとづく決定であった。現在は、手術室、アンギオ部門の管理も委託している。文房具の発注・在庫管理は、数量的に多くないので、自前で行っている。また、一部の高額な医療材料だけは、自前で管理している。

倉庫については、SPD事業者が院外に持っている。ディーラーがその倉庫に搬入し、1日に2回、SPD事業者に大型トラックで配送してもらっており、効率的に行われている。院内配送についても、SPD事業者に委託している。今後、人手不足が深刻になることを考えると、SPD事業者の問題だけではなく、病院側としても、機械、ロボットでの搬送が可能になるような病院の設計見直しも、検討課題になっている。協議会でも、院内搬送について、ぜひ調査・研究してほしい」と発言した。

・大阪大学医学部附属病院の場合

高階氏は、「今後の大きな課題は、人手不足であろう。当院は、独立行政法人化はしているが、国立系なので、そう簡単に人員は増やせない。しかし、手術件数の増加を始め、業務量は増え続け、1990年代ごろから、抵抗感なく、外部への委託を増やしてきた。国立大学病院の外注化比率、外部職員の導入化率が、大阪大学病院は飛びぬけて高い。医師、看護師、専門職員以外でできる業務については、できるだけ外部に任せるという風土がある。

SPDについては、価格交渉までは事務職員が行っている。SPD業務は、その後の物流管理に特化している。品質の評価項目としては、欠品がないこと、滅菌期限切れがないことなどである。

病院としてSPD事業者に要求する

ことは、日々、物品がどのように動いているかのインジケータとしてのデータ提供だ。それをもとに、病院としては業務改善を行いたい。以前、SPD事業者を切り替えたときも、このデータの質が問題となり、競争入札により、切り替えた。課題としては、労働集約的な業務をIT化し、改善し、自動化、効率化する時代に来ている」と述べた。

・高山赤十字病院の場合

木下氏は、「都市部とは異なり、地方に立地する病院は、SPD業務、物流管理の問題は重要である」と指摘した。

木下氏は、2010年に総務係長からいきなり用度課長になった。「その年に、SPDの契約を更新することになった。当時、決め手になったのは、価格交渉ができるSPD事業者にすることであった。倉庫は、院内倉庫だ。地元の3社のディーラーも倉庫を持っている。交通の便が悪く、陸の孤島になる可能性があるので、倉庫は分散するようにしている」という。

・SPD事業提供者側としての質の担保

百田氏は、開口一番、「ここにいらっしゃる病院の方と仕事がしたい」と述べ、「なかなか、SPD業務については、理解が得られにくい。月額100万円で請け負っている業務があるとすると、業務量は毎年増えても、なんとか100万円の中で収めてほしいと言われる。また、SPD業務と物品販売を両立して行っている。そのため、営業的観点から、SPD業務費の値上げを要求しきれず、SPD業務の対価を得られていない。

物流拠点については、以前は、コストを抑えるために福岡に1カ所、巨大

倉庫を設け、九州全域に供給していた。しかし、2016年に熊本地震を経験し、現在では、要求仕様書にも明記されているが、複数個所に拠点を設けることが必要になり、熊本県を除く九州全県に拠点倉庫を持っている」と報告した。

・事業者切り替え時の課題

司会者から、「人手不足と、最低賃金が上昇している中、事業者切り替え時の経験を聞きたい」との要望が出た。

内田氏は、「人手不足に直面している」と、まず発言の口火を切った。

「給食委託先の見直しをしたいと思っている。しかし、朝食を準備するためには、毎日、午前3時に出勤する職員が必要だ。更新しても、次に人材を確保できるか、苦慮している。

一方、SPD業務の委託先見直しでは、2010年に委託先を変更し、2017年に見直しを行ったが、その時の判断基準は、良い人材を確保することだった。特に、マネジャー級の人材については、適切な資格制度がないため、コンサルタント業務を行える人材がいる企業に業務を委託することなどを検討した。また、業務責任者については、面談し、経験年数、実績などを聞き、採用を決めている。コアな人材、有資格者を押さえることがよいだろう。そのようにした結果、現在は、良い委託先に決めることができ、満足している」という。

井口氏は、4年前に行った委託業者変更に際しての経験を報告した。

「SPD事業者を変更したときに、パートはそのまま以前の事業者と同じ人材にしたので問題はなかった。また、マスタは病院の資産なので、そのまま使うことができた。しかし、個々のラベル情報は、委託業者の資産であると主張され、なかなかデータを出しても

らえなかった。そのため、円滑に運営できるようになるまでに約1年を要した。この点については、契約書に書いていなかったことが、病院側の落ち度であった。十分注意されることをお勧めする」と述べた。

・医療材料のコードについて

続いて、コードについての議論に移った。

キシヤの百田氏は、以下のように発言した。

「物品、医事、検査、電子カルテのコードなど、苦労している。カテーテル1本についても、院内では4、5種類のコードがついている。現在は、医事課のレセプト電算コードに紐付けして、SPDのシステムに登録している。また、電子カルテ側にも共有できるコードを一つ一つ、担当者が落し込んで付けている。今後、コードが統一されることを願っている。

なお、SPD事業者のシステムにおいて、滅菌切れや有効期限などの管理は、マスタでできているので、その点では問題はない。とはいえ、複雑な作業が必要で、マスタについては、永遠の課題だ」と述べた。

高階氏は、「他の施設と同じように、すべての部署で必要とするコードを付けている。一つのコードで統一できるとは楽観視していない。ただし、院内については統一しにくいが、せめて電子商取引が可能になるようなコードに統一してほしい。院内では、紙の伝票をなくすことができるように、コードの統一化、もしくは自動変換が望まれている。デファクトスタンダードを採用するのであれば、それで良いと考えている」と発言した。

季刊「イザイ」第34号

・GS1コードを基本とすべきだ

会場の落合慈之氏に、司会者からコードについての発言が求められた。

落合氏は、〈医療製品識別とトレーサビリティ推進協議会〉などで、コードの統一化、標準化を推し進めている。発言を要約して報告する。

「コードの大本は、個々の材料についているコードだ。国、厚生労働省は、医療材料、医療機器にGS1コードをつけることを推奨している。それが基準であることを踏まえて、使う側である、例えばSPD事業者が、病院ごとに、インストアコードをつけることが良いであろう。そして、それらのコードは、GS1コードに辿りつけるようにしておくことが大切だ。もし、医療材料に不具合があった場合、どの患者に使われたか、シリアルコードで辿りつけるようにする。ただし、不具合や問題が起きた時に対応するためにコードが必要と考えるのではなく、ペーパーレス化を実現するためにコードが必要であると考えるべきだ。

ビジネスプロセスマネジメントが、今日、求められている。様々な企業で、ICT化が進んでいる。しかし、データをコンピュータの中に入れる段階は、相変わらず人手によって行われている。企業でもそのような状況だが、病院は、さらに遅れている。医療材料を購入した時にコードが付与されており、そのコードで、どの患者に使われたかがわかるようにする。医事では、請求をするためのコードが必要なので、そのためには紐付けしてコードを付与すればよい。辿ることで、いつ、どこのメーカーから、どの卸、どのSPD事業者を経由して、病院のどの棚に納品されたかがわかるような仕組みにしなければならない。そのため

の元になるコードがGS1であり、新しいコードを、新たにつくる必要はない」と発言した。

・雑品、文具の購入について

続いて、雑品、文具についての議論が行われた。

井口氏は、「文具などは、金額的には大きくはないが、地元業者との関係もあり、自前でシステムを組んでいる。決まった雑品に限定することで、自前で管理することは可能であろう。ただし、アマゾンなどが使われるようになると、良く使う消耗品はなにか、頻度順に表示されるようになるかもしれない」と述べた。

会場の落合氏から、「医療というのは売ればよいという世界ではない」との発言があった。

「本来、病気は罹ってしまうと困るので、一定のところで、必要最小限な医療が提供できて、最も廉価に、効率的に提供できることを維持することが大事だ。アマゾンなどは、売るため、市場を開発するためにサービスを提供している。ドラッグストアも売るための工夫を日々行っている。それらを病院側も学ぶ必要はあるが、売上を上げるためのシステムに乗ってもらっては困る」と苦言を呈した。

・医療材料の購入にSPDはどこまで関与するか

続いて、同種同効品の統一やメーカー変更などに、SPDがどのように関与しているかという話題に移った。

内田氏は、「診療材料の採用については、毎月、選定委員会を開催している」という。

「選定委員会が、各診療科から申請を受け、採否を決定している。済生会では、神奈川県だけで6病院を有するが、各病院で同じような物品が申請されている。SPD事業者を一元化し、同じシステムでデータ在庫を見ているので、同種同効品リストを提出し合い、SPD事業者に統一するための提案を受けるようにしている。以前は、代理店からの直の請求書データをもとに作成していたが、そうすると単位や名称が異なっており、統一尺度で比較することができなかった。現在では、一元管理しているSPDのシステムに購入データを集約する形を採用している。同じシステム、同じ尺度で検討することが大事だ。検討結果を、各診療科に提案し、6病院に発信し、採用品のボリュームアップにより、購入時の交渉材料としている。

定数在庫については、使用量の少ないところは少量在庫に留め、足りないときは車で他の病院から持ってくるなど、きめ細かく管理している。さらに3カ月に1回、定数管理を行い、稼働率が低い材料をABC分析して、現場に提言している。1年間使用実績がない場合は、委員会で検討し、マスタから削除している。ただし、三次救急を担っているため、年1回しか使用しない特殊な材料については除外している。これらは、職員だけでは管理しきれないので、SPD事業者に力を借りて、材料の集約化を図っている。この際に注意しているのは、診療現場のモチベーションを下げないことであり、現場のニーズ、要望を十分聞くようにしている」と述べた。

井口氏の施設でも、同じように選定委員会を設けている。井口氏が委員長になり、医師、看護師、事務方が入り、その中にはSPD事業者にも入ってもらっている。

特集　SPDが医療製品物流を変える

「同種同効品については、同じような材料に、どのような製品があるかを良く知っているSPD事業者の力を借りることが必要だ。現在、感染対策、安全対策に注意を注いでいる。その観点でサンプルの提供を受け、検討の上、委員会にかけている。大学病院の特徴かもしれないが、特注品が多いことが問題である。特注品の場合、自主回収になったら取り返しがつかないし、滅菌にも時間がかかり、代替品がないため、欠品になってしまう。医療安全の観点から、現在、特注品を極力少なくする方向で、SPDの協力を受けて、調査、検討している」という。

・動き出した共同価格交渉

高階氏は、最近やっと動き出した国立大学病院での共同価格交渉について報告した。

「国立大学病院のそれぞれに購買部

があり、それぞれで価格交渉をするのは効率的ではない。これは、伝票、紙ベースで行っているからであり、ペーパーレスになれば、〈国立大学病院購買部〉というような組織を一つ置いて、電子的に価格交渉をして、45の国立大学病院に配送すればよいだけの話だ。価格については、国立大学病院のネットワークでは、ベンチマークを持っている。さらに、SPD事業者、コンサルタントから受けているベンチマークもある。どのベンチマークが良いか、価格が極端に安いものには裏があり、信用できない。医療材料関連の事務職は、日々伝票処理に追われており、価格交渉に回す時間がない。そのような現状を考えると、電子化が不可欠であり、そのための共通言語としての標準コードが不可欠だ」と指摘した。

・購買委員会の必要性

木下氏の施設では、毎月、診療材料検討委員会と購買委員会を開いている。「カテーテルなど医療材料の購入を検討するのが診療材料検討委員会である。一方、購買委員会では、高額の医療機器などの購入を検討する。基本は、医師、看護師からの申請書を受け、各委員会で購入の可否を決定する。一増一減を原則にしている。価格交渉はSPD事業者に委託している。また、定数管理も毎月、SPD事業者からデータを受け取り、各診療科に報告している。滅菌切れについては、3カ月前に報告を受け、各診療科に滅菌切れになりそうな医療材料を回して使うなどして、無駄を省いている。用度課では、各部門から来る、エンピツ1本、消しゴム一つという購入希望伝票が集まる。それを複写伝票に書き写し、ファックスで業者に送信している。手間暇がかかる作業だ」という。

●盛り上がった質疑・討論

・SPDの導入効果評価

続いて、会場の参加者を交えた質疑・討論が行われた。

会場からの1つ目の質問は、SPD導入の際の費用対効果について算出した経験があるかどうか、2つ目は、SPD事業者から受けるデータ提供の間隔についてであった。

内田氏は、「1つ目については、SPD導入に際しては、院内SPDにした場合の人件費と、その教育・研修にかかる費用と、SPD事業者から受け取る人員体制と概算見積もりを比較している。業務管理費用としては、自前で行った場合との費用対効果を見て判

断している。材料管理面では、分析時間に必要な時間を計算している。また、済生会でも自前でSPD業務を行っている施設もあるが、職員の年齢が上がっていくことや、様々な情報を得る点も考慮して、SPD事業者へ委託をするのが賢明だと考えている。さらに、交渉力なども、餅は餅屋と考えており、そもそも自前でSPD業務をしようとは考えていないので、細かい分析はしていない」と答えた。

2つ目の質問に対しては、「SPD事業者の負担にならない程度の3カ月に1回にしている。ただし、あまり動きがないデータについては、半年に1回

程度にする場合もある。データさえとっておいてくれれば、報告の期間は短くする必要はないと思う」と付け加えた。

・高額医療機器、預託について

木下氏は、「管理方法としては、整形外科や循環器科のカテーテルなどについては、預託としている。SPD事業者が全品管理している。心臓カテーテル室や手術室では、預託品としてラベルシールを貼り、使用された段階で売上としている。使用した材料については、患者個人別の袋に入れて、それをSPD事業者が毎日回収し、システ

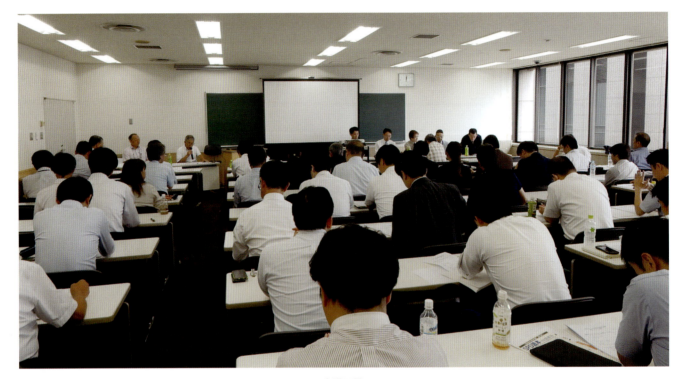

会場風景

ムに登録している。ただし、病院としてそのデータを使いきっていない。手術室では、医師に使った材料を登録してもらい、ラベルシールと比べて、請求するために医事課にデータを送っている。これらの管理もSPD事業者が行っている。

循環器科では、医師が従来から決めている専門業者に固定されている。心臓カテーテル室でのカテーテルの取り出しなど、契約による立ち会いも、その業者が行っている。そのため、価格交渉時に、SPD事業者が苦労している」と、現状を説明した。

高階氏は、「一部は預託の材料もある。SPD事業者には、物流の管理をサービスとして提供してもらっているので、その対価を払っている。そのためもあって、SPD事業者が価格交渉をすることはない。また、複数のディーラーから納品された物品管理も行ってもらっている。高額医療機器の場合は、管理は慎重を要するので、現在のシールでの運用ではなく、電子的なタグを付けることを検討したい」と述べた。

井口氏は、「整形外科、循環器科、心臓カテーテル室、手術室関係のインプラントなど、高額医療機器については、業者の資産として、預託にしている。使用すると、費用が発生する。物品管理のラベルはSPD事業者に貼ってもらっている。

システムはSPDのものだが、物品管理システムは、スタンドアローンで、電子カルテとは連携していない。償還品については、請求業務との関係で、別のラベルを貼り、業者に渡している。心臓カテーテル室はSPD事業者に管理してもらっているが、手術室の方は、外回りの看護師に入力してもらっている。これはどの患者にどの材料を使用したか、術式別の材料費率を出し、病院経営に使うためだ。もともとは手作業で行っていたが、半年に1回提出するのに手間がかかるので、現在のSPD事業者になってからは、診療のデータウエアハウス（DWH）から、実施データを引っ張り、医事課のマスタを使い、納入金額のマスタは事業者も持っているので、半期に1回、そのデータを渡して、まとめた資料をつくってもらい、経営改善委員会に提出してもらっている。

あまりにも材料費比率の悪い手術については、担当医師と交渉して、改善を求めている。数字で示せば医師は理解し、協力してくれる。その結果、材料費率が下がっている」と成果を報告した。さらに井口氏は、「RFIDについては、医療機器で始まっているようだ。臨床検査では、採血管にタグシールをつけて管理するところも出てきている。その延長線上に医療材料にもアンテナを捉えるRFIDタグシールをつければ、シールがどこに行ったかがわかり、精度もあがるであろう。ぜひ、SPD協議会でも勉強会を開いてほしい」との要望を述べた。

・データが増え、SPD事業者への依存度が増加

内田氏は、「整形外科、循環器科については、他の施設と同じように、専門ディーラーがいて、預託で管理している」と説明した。

さらに「最終的には、SPD事業者を経由して、請求書を取りまとめてもらっている。使用量の分析ということもあり、心臓カテーテル室は件数が多く、その上、医師が電子カルテに入力しないということがあり、後で入力すると漏れが多くなる。そのため、手術室も心臓カテーテル室も患者ごとに使用した材料の空箱を大きな袋に入れて、SPD事業者のスタッフに、患者ごとの使用材料リストをつくってもらっている。そして、その患者ごとのリストを印刷してもらい、医事会計に持って行き、会計はコスト計算し、使用材料の請求漏れがないようにしている。購買部では、その用紙と回ってきた請求書とを突合して、ずれがないかをチェックしている。昔は成り行きであったが、現在このような作業をするようになったのは、病院が経営分析をするようになったためである。患者別、診療科別の原価計算をするに当たっては、材料がどれだけ使われたか、データが必要になってきた。

データを持っているSPD事業者への依存度は増し、業務量自体も増えてきている。また、医師の個人別にデータを出すのは個人批判になるので、現在は診療科別のデータを、毎月出すようになった。納品までは預託ディーラーにお願いしているが、管理はSPD事業者に任せている。

また、購入に際しては、ディーラーが直接医師と交渉することは絶対にしないようにしており、必ず購買部職員が加わり、購入する場合は、一緒に検討している」と述べた。

高階氏は、「術前のキットなど、ピッキング業務をSPD事業者に委託している」という。「手術室における補助作業もSPD事業者に行ってもらっている。今後、この協議会で認定資格研修などをする場合は、清潔、感染管理なども、基礎知識に入れてもらいたい。単回使用医療材料の再製造などが行われるようになると、手術室で使用後の医療材料を回収する業務なども重要になる。これからは、SPD業務はどんどん広がり、変化していくであろうことを、期待している」と述べた。

井口氏は、「キットについては、特注など、SPD事業者に作ってもらっている。手術室にかなりの人数のSPD事業者の方が入っている」と現状を報告した。

・医薬品の物流管理

司会者から、「医療材料の開封は、微妙な問題ではないだろうか」との質問があった。「医薬品でも1本出しのところは調剤にあたるのか、物流業務なのか、地域によって判断が異なるようだ。米国では、調剤は医薬品のテクニシャンが行っている。今後の人手不足を考えると、医療機関側からのニーズはどうであろうか」との問いかけである。

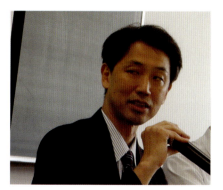

内田　力氏

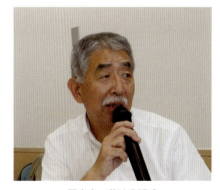

司会者　菊地公明氏

井口氏は、「医薬品については微妙なところがある。薬剤倉庫には、SPD事業者の人にも入ってもらっている。ただし、業務としては、商品管理に留めている。薬剤師の役割、仕事範囲を明確にしているからだ。1本百万円す

る注射器もあるので、『あっ、割れた』では済まない」という。

高階氏は、「手術室では、患者ごとの薬剤カートを、薬剤師の監督のもとで、SPD事業者がピッキングしてセット化している。また、使用後、在庫を確認し、使用された薬剤についてコンピュータ入力し、請求に回す業務もSPD事業者にお願いしている」と答えた。

司会者からは、「どこまでSPD事業者が行うかは、法的規制もあるので、病院側と詳細な打合せが必要だ」との追加発言があった。

・RFIDはどこまで普及するか

続いて、RFIDの話題に移った。今後、RFIDはコンビニエンスストアレベルでの普及などにより、単価が下がることが予想されている。医療関係ではどうなるかとの議論が行われた。

井口氏は、「どんどん使用してもらい、単価が下がることに期待している。検査部門では、採血管準備にRFIDを使うシステムが出てきている。ラベルは同じだが、裏側にタグをつけている。価格がネックで、まだ採用には至っていないが、価格さえ下がれば、今後、人手不足解消に、大きな力になるであろう」と述べた。

会場の落合氏から発言があった。

「RFIDの議論の前に、コードの標準化で大切なことがある。メーカーから病院の入口までは、コードの標準化はある程度できている。それから先がなぜ進まないかだ。それは、病院が、メーカーがつけるコードを利用しないからだ。これでは話にならない。RFIDもバーコードもキャリアであって、そこに標準コードがついていなければ困る。標準コードを使おうということをムーブメントにして、キャリア

は時代に合わせればよい」と主張した。

司会者から、「バーコードが普及したのは、スーパーなどで、バーコードがついていないものは扱わないと言ったからだ。病院が、RFIDタグがついていない医療材料は使わないと言ってくれることが、最も良いのではないだろうか」との発言があった。

高階氏は、「コードが付いていれば、優先的に購入するというようにすればよい」という。

木下氏からは、「RFIDについては、導入するにはシステムが高いため、予算がつかない」という費用面の指摘があった。

・適正なSPD管理料とは

続いて、SPD管理料の話に移った。入札時に医療材料購入込みでSPD業務を請け負っている事業者があり、大きな問題だけに、様々な意見が出た。

内田氏は、「業務委託料は、材料費とは別に、管理料として支払っている。かつては、材料費にオンされていて、そのために材料価格がいくらなのか分からなかった。材料費を明確にするためにも、分離することが必要だ。管理者としては、病院の収入は診療報酬の範囲内であり、委託費に回す金額は決まってしまう。コスト削減と言われると、業務委託費に目が行ってしまう。SPD事業者に対しては、業務評価を行っている。サービスの質を確保するために、データ作成などの結果も評価している」と発言した。

井口氏は、「4年前まではSPD事業専業の事業者であった。しかし、現在はSPD事業と同時にディーラーでもある事業者に委託している。契約上は、SPD業務の委託部分の費用は分離している。SPD業務委託費だけを見ると、

事業者は赤字であろうが、ディーラーとしての利益で補っているようだ。4年前にSPD事業者を変更してからは、医療材料価格を含み、全体として下がっているので、良いと考えている」と述べた。

・サービス供給側としての意見

百田氏は、サービス供給側として、「人材の調達、人件費の問題が基本にある」との意見を述べた。

「福岡の最低賃金は870円だ。しかし、千円を超えないと人は集まらない。調達費用を含め、管理費の中でやりくりしてきた。卸としての販売があるので、シェアの拡大と、将来的に長くお付き合いしたいというトータルな視野で取引を行っている。60施設を超えると、倉庫の分散化を含め、収支は厳しくなっている。最近の例では、SPD業務委託費と医療材料費を提示して入札に参加したが、2件の病院で続けて、競合他社3社とともに、入札が不調に終わった。今までは、ほとんどなかったことだ。

今後、危惧することは、例えば、われわれは100万円が適正だと思う委託費を、10万円で請け負う事業者が現れ、その結果、SPD業務サービスの質が著しく低下することだ。そのような状況を、病院側がいかに考えるかであろう。価格としては、限界が見えつつあると思う」と発言した。

・グループ病院間の情報交換

司会者から、「グループ病院の場合、情報交換を行っているか」との質問があった。

木下氏は、「日本赤十字病院グループでは、業者選定時の統一的プロポーザブルは持っていない。すべて個々の

病院が独自に仕様書を作成し、プロポーザブルを行っている。ただし、共同購入、ベンチマークをするうえでは、同じベンチマーク企業を使っている場合もある。管理費については、売上に応じて何パーセントと決めて支払っていたが、変動が多いので、現在は人件費、管理料は、定額制で、月にいくらという金額を決めて契約している」と述べた。

・共同購入の現状と可能性

続いて、グループ病院での共同購入について、どのような情報交換をしているかの質問があった。

内田氏は、「済生会グループの場合は、全国規模での本部主体の共同購入がある。超音波機器やモニタなどの医療機器が中心で、一部の医療材料でも行っている。選定委員会を行い、参加病院を募り、まとまった台数を購入している。また、関東地区（20病院）や、九州地区など、ブロック単位での共同購入も行っている。ただし、共同購入の主旨が正確に伝わらないことがある。

また、メーカーと推奨品は決まっても、病院ごとに末端のディーラーが違うため、運搬料が異なるなど、統一価格にならないこともある。最近は、特に輸送コストの上昇による影響が大きい。現在、済生会では、神奈川、東京、千葉、新潟の計10病院で、同一のSPD事業者にしている。最終的には、共同購入、流通の一元化によるコスト削減を図りたい。そうすれば、価格交渉の点でも、流通の点でも、効率化が図られると思う。また、診療材料以外の備品などについても、インターネットでの共同購入を試みている。10病院ほどであれば、すり合わせも難し

くないので、今後可能性がある」と述べた。

井口氏は、「具体的に共同購入はしていない。ただし、委託しているSPD事業者が多くのユーザーを持っているので、価格の点では、調整をしてもらっていると考えている」という。

高階氏は、「全国的には、国立大学病院の共同価格交渉がやっと動き出した。そのおかげで、医療材料の購入価格は、大阪大学病院では下がった。ただし、大学病院の場合、新しい製品を早く購入する傾向があり、新規購入製品の場合、ベンチマークがないため、結局は高く購入することがある」と述べた。

木下氏は、「赤十字グループには、本社があるが、個々の病院は独立採算制を採用している。グループとして、92施設を擁しているので、共同購入の話は出ている。しかし、一括で購入するのではなく、価格帯をメーカーと交渉し、この範囲で購入するという指示が個々の病院に送られ、具体的価格については、個々の病院単位で交渉し、決めている。医療材料の価格交渉は、SPD事業者が行っているが、医薬品と臨床検査試薬については、価格コンサルに依頼して、毎月1回、価格交渉を行っている」と報告した。

・価格交渉の問題点

百田氏は、供給業者として、問題点を指摘した。

「メーカーの価格統制の中で仕事をしている。最近は、ベンチマーク等で、市場価格が見えてきて、その中で粗利を確保し、供給することが時代の流れであると思っている。ただし、医局の違いにより、主要物品の価格が異なる場合、特に医師が選択する物品につい

ては、大きく価格が異なる。

共同購買には2種類ある。汎用品といわれる輸液セット、注射針、シリンジなどは、共同購買が可能である。ただし、削減効果は微々たるものだ。一方、医師が選ぶ、医局ごとに異なる特殊な材料は、共同購買自体が役に立っているのか、疑問だ。また、ペースメーカーのように、ほとんど性能が変わっていない製品が、新製品として販売されると、共同購買、ベンチマークが機能するのか、甚だ疑問だ」との指摘であった。

内田氏は、「事務方が中心で価格交渉しているのは、衛生材料が中心で、量は出るが、金額的には、年間数千万円程度の削減効果しかない。高額医療機器では、循環器カテーテルやペースメーカーなどでは、関東地区7病院で集まり検討している。ただし、製品を限定することは難しいので、7病院についてはディーラーを1社にして、その上で償還差益が出る推奨品を示している。ディーラーを集約したことで、かなり価格を下げることができた例がある」と報告した。また、「全国的な取り組みとしては、全国の済生会の心臓外科の会という、医師同士の交流の場である。その会に事務方も参加させてもらい、購入価格について説明したところ、医師が関心を示した。その結果、価格的に適正な推奨品を決め、各病院での削減効果が出たという例がある。他の診療科でも検討が始まっている。汎用品は、SPD事業者に頼むと一律に下げることができるが、循環器領域の機器などでは、微妙な温度管理など流通コストも異なり、地域差が出て、統一価格にはしにくいが、削減率では効果が出ている」との追加発言があった。

●シンポジウムのまとめ　SPD事業に望むこと

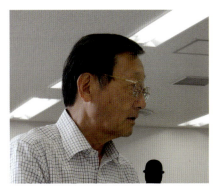

落合　慈之氏

・なぜSPD事業が必要なのか

最後に、落合慈之氏から、シンポジウムをまとめる発言があった。

「SPDの存在を知ったのは2004年ごろだ。その時、病院のある種の業務を代行する仕事だと聞いたが、そのような仕事が成り立って良いのだろうかと考えた。その理由は、病院内は、ビジネスプロセスマネジメントが機能していないためだ。一つの製品をいくらで購入し、どこに置けば最も病院職員が効率的に働くことができるかが、明らかになっていない。医療材料が、期限内に消費されて、過剰在庫にならないように、なおかつ、市場の中で最も安く購入して、最終的にどう処理されたかなども分かっていない。本来であれば、総合的に検討し、判断し、IT化を進めるべきだ。しかし、部署ごとにバラバラにIT化しているので、統一的なマネジメントが機能していないのだ。それは、全体を見る担当者、人材が、病院にはいないからだ。

JCI(Joint Commission International)という病院の機能評価を行う組織がある。JCIが最も注目するのは、病院のガバナンスである。人材が適正に配置、管理されているか、使用している医療機器、医療材料が、正しく患者さんに使用され、管理されているか、詳細な内容をガバナンスとして確保しているかが評価される。

自治体立病院などでは、2、3年で職員が変わる。そのような人が、価格交渉をできるはずがない。そうなると、そのような仕事をできる人に、力を借りなければならない。そこにこそ、SPD事業が存在する意義があるのだろう」。

・医療の効率性をあげるために努力してほしい

「今回のシンポジウムに参加された4名の病院の方々は、病院全体のことを分かっている人たちだ。しかし、このような人たちが、どこの病院にもいるわけではない。

SPD事業者に業務を委託するときに、頭脳労働として頼むのか、肉体労働として頼むのかの違いがある。頭脳労働ができない職員しか抱えていない病院ほど、肉体労働をするSPD事業者を求める。頭脳労働として、病院運用プロセスを改善しようとしている病院は、その業務の手助けとして、SPD事業者に頼む方が良いと考える。肉体労働としての業務だけをSPD事業者に頼んでいる病院が相手では、SPD事業者はやっていられないだろう。

病院は人手不足だ。そのためにSPD事業者に委託している。しかし、SPD事業者側も人手が不足している。その中で、SPD業界として、自らビジネスプロセスを改善して、効率的に業務を行うことが必要であろう。SPD事業者自体が、変わっていくことが大事だ。

今の医療には、これ以上、お金をかけられない、厳しい状況にある。医療業界に身を置く者として、SPD事業者には、目先の利益を求めるのではなく、医療の効率性をあげるために、努力してほしい。

医療トレーサビリティ推進協議会を立ち上げ、標準コードを使って、医療の効率化を図ろうと思っている。患者さんからみれば、今、自分が受けている治療には何が使われ、病院から介護施設に移っても、同じもの、例えばサイズが同じオムツが使えて、もとのコードを検索すれば、今までなにが使われていたか、すべて分かるというような、そんな便利な仕組みを作りたい。

SPDは、Supply Processing and Distributionだそうだが、Standard Planning Procedure and Developmentにしたらどうだろう。つまり標準的な計画・手段を開発するということだ」とシンポジウムをまとめられた。

（取材・文責：編集部）

＊　　＊　　＊

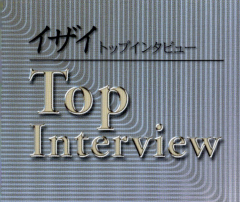

トップインタビュー

第34回

株式会社フィリップス・ジャパン　代表取締役社長
■堤　浩幸 氏
Hiroyuki Tsutsumi

No.1 ヘルステック・カンパニーを目指す

● ハードウエア中心から
ソリューション事業への転換

―― 社長になられて、まだあまり日が経っておられませんね。

堤　2018年11月で、フィリップスに入って2年になります。

―― この間、御社は、国立循環器病センター、名古屋大学、昭和大学、東北大学などの医療機関、大学、さらには、自治体と提携するなど、驚くべきスピードで事業を展開されていますね。

堤　フィリップスのグローバルな共通目標、ビジョン・ミッションは、「2025年までに年間30億人の人々の生活を向上させる」です（図1, 2）。フィリップスは、自社のことだけを考えるのではなく、社会全体の、皆様のことを第一に考え、様々な事業を展開し、価値創造をすることを目指しています。

―― ヘルスケアよりさらに広い分野を視野に入れておられるということですか。

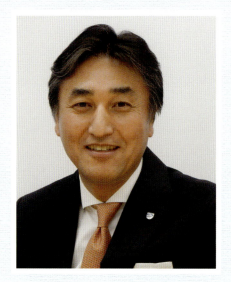

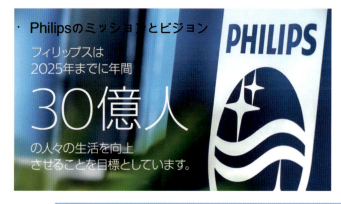

図1-2　フィリップスビジョン　2025年までに30億人の生活を向上

堤　私たちは、ヘルスケアとテクノロジーを融合した概念として、ヘルステックという言葉を使っています。それを具体化することが、人々を豊かに、健やかにする上で近道だと思っています。今までのフィリップスは、ヘルスケアの中でも、メディカルが中心でした。またパーソナルヘルスでは、コンシューマー向けの製品も手がけていますが、それらが個々に展開されていた。これからのヘルステック事業は、個々の製品の充実を図りながら、それらがシナジー効果を生み、合体し、つながるような事業展開を目指します。そのための仕組みづくりをしています。それがクラウドです。さらに、クラウドだけではなく、中身を精査する。それがAIです。いくつかのレイヤーを積み重ねることで、事業を展開していきます。

——人々の生活のすべてに関わるということでしょうか。
堤　今まではハードウエア・オリエンテッドな事業展開が中心でした。対象は、医師や病院です。それを、患者様中心のビジネススタイルにも注力して行きたい。今こそ、切り替え時期だと思っています。

——従来からフィリップスは、社会性を重視する企業でしたね。
堤　フィリップスはイノベーション企業です。私は、社員に、「ハードウエアは大事だ。しかし、これからはハードウエアのことは忘れろ」と難しい要求をしています。ハードウエアからソリューション事業への転換です。そして大事なことは、スピード感を持って進めよう、ということです。私は、いつも4倍速で仕事を進めています。

●失敗を許すベンチャー精神

——社員の方はたいへんですね。

堤　ねじを巻いています(笑)。ただし、一人でやれとは言いません。「チームでやってください」と言っている。そして、「もっと失敗しなさい」とも言っています。失敗を許す会社でなければ、チャレンジはできません。何にもしないリスクより、失敗することでのリスクの方が、より小さい。しかし、ルールはあります。ルール1は、同じ失敗を繰り返してはいけないということ。ルール2は、失敗して落ち込むな、すぐに次のアクションを起こせということです。失敗の連続でも構わない、間を空けるなということです。私たちは、ベンチャー精神をリスペクトしています。これからの企業には、ベンチャー精神が必要です。

——とはいえ、御社は、世界的に見ても大きな会社ですよね。
堤　確かに大きな会社かもしれませんが、ある意味では、小さな会社とも言えます。社員には、「みんなスキルは持っている。ただし、今までは100％そのスキルを活用していなかった。これからは、120％能力を発揮してほしい」と言っています。

——失礼ですが、まだ入社2年しか経っていない社長が、良くそこまでおっしゃることができますね。反発はありませんでしたか。
堤　まったくありません。社員は、適材適所、部署もいろいろと変えました。変革というと、きれいごとを並べる人がいます。しかし、変革するには、上辺だけでは実現しません。様々な面で、リスクを恐れずに、みんなが変わることから始めるしかない。今も、フィリップスは発展途上の企業です。できることの半分しかできていない。もし、100％できれば、凄い会社になる。それだけのポテンシャルを持っている企業なのです。

——フィリップスは、安定した会社というイメージが強いですね。画像診断機器など、優れた製品、まさにハードウエアを開発し、販売してこられましたね。
堤　おっしゃる通りです。今までは、十分それでビジネスが成り立っていた。「それなりには、ビジネスになっていた」というのが、適切な表現でしょう。何にもしなくても、それなりにはできていた。しかし、これからは違います。

●IT化により変わる医療界

——日本の医療界は、診療報酬は切り下げられるし、企業にとっては環境が悪くなっているように感じています。
堤　確かに、ハードウエアだけをみると、日本の医療産業は、成長産業とは言えません。病院の統廃合も始まっていますし、病床数も減っている。診療報酬も下がっています。従来のビジネスモデルを踏襲していたのでは、パイも価格帯も下がり、縮小傾向に陥る危険があります。ただし、拡大している分野もある。それが、デジタル化、IT化に付随する分野です。

——具体的には、どのような分野でしょうか。
堤　AIとは何かというと、データ解析だという人がいます。では、実際にデータ解析はどのようにやるのかと聞くと、データを集めればよいという。そうではありません。データを精査することこそが必要です。無駄な、間違ったデータが入っていれば、取り除かなければならない。多くの人は、集めることばかり考え、取り除くことを忘れています。そんなことをやっていると、極端なことを言えば、儲かるのは、回線業者や、サーバー業者など、IT企業だけになってしまいます。

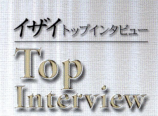

Top Interview
イザイトップインタビュー

——病院経営者も、IT化、AI活用に関心が高まっていますね。

堤 現在、病院経営にとって、一番高いインベストメント、投資はIT化の整備です。たいへんな資金を投じておられます。

——昭和大学の見学会に参加して、ICUの先生が、「フィリップスと一緒に開発したことで、データが繋がるようになった」とおっしゃっていました。

堤 昭和大学さんの素晴らしいところは、グローバルスタンダードモデルを採用された点です。先見性をお持ちです。日本だけに閉じた環境ではない、世界とつながるシステムの導入を決断された。eICU（遠隔集中治療患者管理プログラム）は、日本初、アジア初のシステムです。ICUをVPN（仮想プライベートネットワーク）で接続し、ICUの患者さんのデータをコントロールセンターの医師、看護師がモニタリングする遠隔医療プログラムです。今、病院でも働き方改革が必要になっています。日本が夜であれば、昼間の国の医師にサポートしてもらえば良い。そういう環境を作ろうとしています。

——社長は、IT企業におられたので、説得力がありますね。

堤 医療に携わる方々が、「今のままではまずい、環境を変える必要がある」と感じておられたから、私どもの提案を受け入れてくださったのだと思っています。いろいろ他にも提案する企業はあります。フィリップスの提案がベストだとは思っていません。しかし、ベターな提案を皆さんに提示することが、ファーストステップとしては良いと思っています。

——今回の昭和大学のeICUプロジェクトは、大変なコストがかかったと思いますが。

堤 今回のプロジェクトは、経済産業省、JETROのご協力をいただきました。今回のような大きなプロジェクトを立ち上げるために、民間1社だけの力では難しい。産官学の三位一体で進めていきます。それに、私たちにとっては勉強するための投資という意味もあります。

——デジタルパソロジーの分野にも、進出されていますね。

堤 病理の専門医は少なく、その上、激務です。一方で、患者さんにとっては、診断結果が出るまで不安で、早く知りたいと思っている。効率性とタイミング、さらには生産性をあげることが、患者さんにとって不可欠です。デジタル化は有望です。しかし、私たちはすべてデジタル化しようとは思っていません。飛行機の操縦と同じです。離陸、着陸は、パイロットが行います。デジタルパソロジーも、より的確な、より高度な診断が可能になりますが、最終診断は、先生方の経験値によって、あくまでも先生方が行います。デジタルパソロジーは、病理医の補助システムにすぎません。

●なぜ、医療分野ではIT化が遅れているか

——失礼ですが、社長ご自身は、医療分野にはあまり縁がなかったのでは…。

堤 実は、学生時代、医工学を学びました。私は、在学中、理工学部機械工学科で、流体力学の研究していました。当時、慶應義塾大学の谷下一夫先生のもとで、人工心臓の弁の研究をお手伝いしたのです。私は、谷下先生の研究室の第一期生です。現在、谷下先生は、早稲田大学に移られ、日本医工ものづくりコモンズでも活躍されておられます。

——まさに時代を先取りされておられたのですね。失礼いたしました。

堤 いやいや、学生時代のことです。2年前から、本格的に医療分野の勉強をさせていただいています。

——この2年間に、次々に新しいプロジェクトを立ち上げておられますが、周囲のやっかみはありませんか。

堤 どうでしょう。私はやっかみ、ウエルカムです。それは、フィリップスだけのことを考えているわけではないからです。マーケット全体が動かないと、社会全体は良い方向には動きません。それに得をするのは患者さんであり、多くの人々です。皆さんが、同じ方向で、進むようになれば、そんな素晴らしいことはないと思います。

——医療界は、閉鎖的なところがあります。IT化など、他産業に比べると遅れていると思いますが、いかがでしょうか。

堤 医療の世界では、患者さんのプライバシー保護など、セキュリティが重要です。それ自体、大切なことです。また、日本の医師は、国際的にみても、たいへん高いレベルを持っておられる。しかし、だれが悪いというわけではありませんが、病院でのIT化コストが高い。それが、普及を遅らせている要因の一つだと思います。私は、以前はIT企業におりました。病院に対して、「これからはAI、IoTの時代だ。どんどんIT化して、どんどんデータを集めましょう。回線をどんどん使い、サーバーに貯めてください」と言ってきた。今は、私は立場が変わりました。データを集めるだけではなく、捨てることをお勧めしています。

——立場が、病院サイドになったわけですね。

堤　さらに言うと、地域性が大切です。日本で使えるデータがどれだけあるか、北海道と沖縄では有用なデータは異なります。個々の、地域性を重視したシステムをいかに提供するかが、ヘルステックの大きなミッションです。

●社会性を持った事業展開

——そのようなお考えから、自治体へのアプローチもされているのですね。

堤　各県で、ヘルスケアコンソーシアムを作っています。最近では、山梨県でシンポジウムを開催しました。山梨県は、平均寿命では全国ナンバー1で、健康寿命でも男女ともナンバー3に入っています。生活環境に恵まれた県です。ただし一方で、筋力が弱い。50メートル先のお店に買い物に行くのにも車を使う。それに外出したがらない。そのために筋力が、全国で最低レベルなのです。このように、それぞれの県によって特色があります。県ごと、地域ごとに、対応することが必要です。適正なやり方を見つけ出し、自治体、その地域の企業などの方と一緒に考え、具体化することが、ヘルスケアコンソーシアムのミッションです。

——フィリップスが音頭をとっているのですか。

堤　我々はサポートしているだけで、健康づくりのためのセミナーやイベントを自治体や地域の企業の皆さまとともに開催しています。企業の責任として、健康な社会を作るために推進しています。さらに、今後は、健康な社会を創造するために、データを集め、分析し、よりよい方法を開発し、提案しようと思っています。

——世界的に見ても、フィリップスは、社会貢献に積極的な企業ですね。

堤　とにかく、真面目な会社です。その路線を変えるつもりはありません。

重視しているのは、サーキュラー・エコノミー（Circular Economy）です。フィリップスは、この分野のトップ企業で、ダボス会議でも表彰されました。

——具体的には、どのようなことをされているのですか。

堤　フィリップスは、ゴミを捨てない会社なのです。我々の製品自体をリサイクルしています。また、リサイクルのためのプログラムも提供しています。掃除機では、40％近く、プラスチックのリサイクルを実現しています。MRIでも、自分たちで引き取り、リサイクルをして、新しい製品を作るために活用しています。

——かえってコストがかかるのではないですか。

堤　企業としては、たいへんな費用負担です。しかし、地球規模の環境保全を考えれば、企業としてできることは積極的に取り組んでいます。また、フィリップスは、全売り上げの10％以上をR&Dに投じています。新規の開発に投資をする、だからこそイノベーションが可能なのです。日本の企業の研究開発費は、売上比で数パーセントでしょうから、その点が大きく異なる点です。

——もうけ主義ではないということですね。

堤　まったくその通りです。ただし、給料は、私も含めて、あまり高くない（笑）。高給を求めてフィリップスに入社する人は一人もいません。エコシステムを強化しているのも、皆さんと事業を一緒に創造して、時には、皆さんと一緒にチャレンジして、成功を勝ち取り、皆さんと一緒に美酒をいただくという姿勢です。

——大きな目で、企業活動をされてい

ることが、良く分かりました。今後の事業展開の中心は何でしょうか。

堤　社会性を持った事業展開を推進します。日本発のイノベーションを起こします。来年、仙台にコ・クリエーションセンターを開設します。これは、大きなチャレンジです。フィリップスだけでやるわけではありません。宮城県、仙台市のご協力をいただき、東北大学をはじめとした医工連携、さらには、地元企業と一緒に、価値を創造します。そしてその成果を全国に発信していきたいと思っています。

●リーン生産方式の導入

——様々な挑戦が続き、優秀な人材がいくらいても、足りなくなりそうですね。

堤　人材については、トヨタの生産方式を研究し、マサチューセッツ工科大学で再体系化・一般化された生産管理手法である「リーン生産方式（lean manufacturing, lean product system）」を全面的に取り入れています。全社員がベーシックなトレーニングを受けています。私も、エグゼクティブなサーティフィケートをすべて持っています。リーンのトレーニングを徹底しているので、問題があればどう解決すべきか、その解決方法にはどのようなものがあるかなどを、社員全員が知っています。

——工場などの生産現場だけではなく、事務職員もトレーニングを受けているのですか。

堤　そうです。すべての部署の、すべての社員がリーンを学び、修得しています。だからこそ、無駄のない、効率的な行動がとれるのです。それも、個々人の努力だけではなく、チームで実践しているので、お互いに足りない部分を補うことができます。

イザイ トップインタビュー
Top Interview

——社員が、思い切り働ける環境があるということですね。驚きました。

堤 私は、フィリップス自体も驚く企業になろうと言っていますが、皆さんも一緒に驚く企業になりましょう、と呼びかけています。楽しみと驚きの連続が、ヘルステックを作っていく根本だと思っています。

——医療分野で、病気のことばかり考えていると、前向きな発想ができなくなりますね。

堤 日本は診断機器の分野では素晴らしいですが、治療機器分野になると弱い。これはリスクがあるためでしょう。日本の企業がリスクを恐れるのは、企業の存続にかかわる甚大な損害を被る可能性があるからで、当然のことです。リスクをどこまで覚悟し、チャレンジするかは、経営者の大切な仕事です。

●果敢に組織を変えていく

——社長の責任が、重いわけですね。

堤 私の場合、今、リスクの連続です（笑）。社員の中には、20年、30年、医療の世界で、様々な経験を積まれた方がいます。その方々を、私はリスペクトしています。しかし、今までのまま、留まっていたのでは、これからは前に進めなくなります。

——入社2年目の社長と、医療業界を知り尽くした幹部の方々とうまくやって行けますか。

堤 私がフィリップスに入社したのは、フィリップスが変わりたいと願っていたからです。私だけでなく、中国のフィリップスのトップは、IBM出身者です。IT企業出身者が多くなってきたのは、イノベーションに必要だからでしょう。イノベーション自体、大きなリスクを伴います。しかし、今やらないで、いつやるのか。動いた方が、間違いなくリスクは少ない。それ

がフィリップスの経営判断であり、グローバルな共通認識です。

——世の中は複雑になり、ニーズも多様になっています。だからこそ、動いてニーズを掘り起こし、ニーズを作り上げなければならないということでしょうか。

堤 フィリップスで医療分野を手掛けてきた従来の伝統的な幹部は、「IoTやAIという面倒なモノが入ってきた。ソリューションなんて、雲をつかむようなものだ」と思っていたかもしれません。それはその通りです。そこで、私には、ノウハウがあります。いかに易しく、分かりやすく説明するかというノウハウです。幹部社員にも、お客様にも、シンプルに説明し、シンプルに回答をお届けすることが大切です。これがノウハウです。複雑にするために、IoTやAIを導入するのではないのですから。

——確かに、それはノウハウですね。社長は難しいことをおっしゃらない。

堤 社員も言っています。「堤さんは、簡単なことばかり言っている」と。それでいいんです。社員に「言っていることが分からない」と言われたら、困ってしまいます（笑）。

——でも、少し英語が多いですね（笑）。ただし、ソリューションって訳せませんものね。

堤 ソリューションには、二つの意味があります。お客様の問題点を解決するという意味と、もう一つは、新しい価値を創造するという意味です。

——イノベーションは、どう説明されているのですか。

堤 イノベーションは、変わることと説明しています。どのように変えるかは、人によって、場所に応じて、それ

ぞれ考えればよいのです。

——社長就任以来、組織改革はされたのでしょうね。

堤 私は、人に関しては、「人」中心のオペレーションをしています。超日本的と言っても良い。当然、まずは、適材適所を考えます。組織を変える際には、一人ひとりと、トコトン話し合って、腹を割って、納得してもらい、適材適所な所で働いてもらう。マネジャーの入れ替えも、マネジメントチームの入れ替えも行いました。しかし、不満を言う社員は、一人もいません。

——以前のフィリップスは、ITにあまり強い企業ではありませんでしたね。

堤 私は、社員に、「今までは、フィリップスは、世界で最もITに弱い会社だった」と言っています（笑）。だからこそ、伸び代がある。私は、世界最先端のIT企業であるシスコにいました。ですから、日本の多くの大企業が、ITに弱いことを良く知っています。シスコでは、現在の日本の携帯電話会社をはじめ、ほとんどの通信会社と共に仕事をしてきました。

——ITや通信の世界を見ていると、どこでもシスコ社に出合いますね。

堤 テレビ会議システムなど、様々な分野で貢献してきました。IT化は大きな価値創造をもたらしています。通信環境でいえば、有線でモデムをつなげ、「ピーヒョロヒョロ」とデータを送っていた時代は、ついこの間のことです。それが、インターネットやeメールが登場し、画像も、動画も、素早く送ることができるようになった。この20年間の技術の進歩は、驚くべきモノです。今後、10年先、20年先は、これまでの10年間、20年間以上に、驚くべき進化を遂げることでしょう。

――社長ご自身が掲げている目標は、なんですか。

堤　私は、社内で、社員に、驚くことを言っています。「2022年までに売上を倍増する」と。社員は、「また、堤さん、大風呂敷を広げて」と思っているかもしれません（笑）。しかし、私には、緻密な計算に基づいた自信があります。

● 医療と介護をつなげる

――ハードウエア、ソフトウエアを合わせて、売上を倍にするのですか。

堤　私たちは健康家電というパーソナルヘルス分野、シェーバーや電子歯ブラシなど、様々な製品を持っています。対コンシューマーの製品で、いわゆるB to Cの商品です。また、CPAP（シーパップ、睡眠検査装置）など、B to B to Cの製品も持っています。病院、クリニックをBとすると、患者さんはCです。その間に、医療機器メーカーである私たちがBとして入ります。このように、B to C、B to B to Cの製品を幅広く持っている医療関連企業は、フィリップス以外には、日本にはありません（図3）。

――確かに、ないですね。フィリップスは、つなぎ役ができるというわけですね。

堤　それに、診断なら診断、治療なら治療、在宅なら在宅と、細分化されているのが、日本の医療の世界の現状です。これをつなげることができるのが、フィリップスであり、フィリップスの強みです。

――医療と介護をつなげる地域包括ケアでも、重要な役割を担っているわけですね。

堤　人生、100年時代になります。健康寿命と平均寿命の差が10年もあるのでは、介護が大きな問題となります。どこまで家にいることができるか、介護施設にいつからお世話になるのか、境目がわかりません。

――介護というと、医療機器メーカーは、参入しにくいのかも知れません。

堤　私は、皆さんが「介護」という言葉にどのようなイメージを持っておられるか、気になっています。ネガティブなイメージであってはならない。健康寿命と平均寿命の間を短くし、ポジティブに、人生の最後を送ることがで

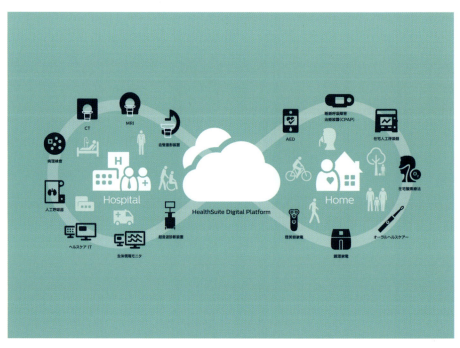

図3　philips_co-brochure

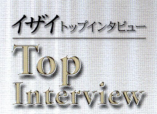

イザイトップインタビュー
Top Interview

きるような社会を作りたい。介護をポジティブな言葉に変えなければならないと思っています。介護はたいへんですが、ちゃんとサポートするシステムを整備することも、ヘルステックにとって大切な領域です。今後、日本と同じように高齢化が、世界中の先進国で起こります。解決する方法、手段を考え、作り上げることこそ、日本が、そして私たちが実現すべきミッションだと思います。

――解決することは難しいが、解決の糸口を見つけることはできそうですね。

堤　解決の糸口は、いろいろと試すことで、見つけることができます。最近、青森県で、医師会の方や、介護事業者が連携して、素晴らしい取り組みを始めておられます。モデル県の一つになるでしょう。

――次々に、新しいプロジェクトを構築されておられますね。

堤　先日発表した「Heart safe city 構想」は重要です（図4）。日本と世界のギャップを見ると、防犯対策については、日本は優れています。しかし、安全対策は十分でしょうか。AEDの使われ方など、世界と比べると、はるかに遅れています。オリンピックまでは、外国からの観光客も来るかもしれません。しかし2020年以後、安全対策を疎かにすると、海外から人が日本に来なくなってしまうかもしれません。また、日本に来るリスクは地震、台風、ゲリラ豪雨など、自然災害です。もう一つの安心ということでは、健康です。外国の方が日本で病気になったときに、日本の病院で安心して治療を受けられるのか、さらには、安心、安全な予防対策ができているのかどうか、スカンディナビア諸国に比べると、大きな差があります。

――さすが、グローバル企業のトップだけあって、考えておられることが国際的ですね。

堤　いろいろなコンセプトを考えていると、フィリップスと一緒にやることができる自治体、企業さんをもっともっと募って、一つずつ展開していかなければならないと思っています。まだまだ、日本でチャレンジすることは、たくさんあると思っています。

――本日は貴重な、そして元気が出るお話をありがとうございました。

（インタビュー実施日：2018年10月30日、文責：編集部）

図4　Heart safe city

特別インタビュー

周術期の体温管理について

~術後の様々なリスク軽減のため、温風式加温装置で体表面を効率的に温める~

尾﨑 眞 先生に聞く （東京女子医科大学・医学部 麻酔科学教室 教授）

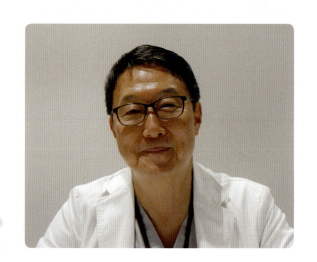

——先生は、麻酔科医としてどのようなことに留意されておられますか？

尾﨑 麻酔科医は、手術室全体の運用管理をしています。その中で、患者さんについては、全身状態を常に注意深くみています。例えば、手術時に、3、4時間同じ頭部低位の体位を維持すると、緑内障の患者さんなどでは眼圧が上がってしまう場合があります。手術部位だけを見るのではなく、患者さんの全身の状態に気を配ることが、麻酔科医としては大切です。また、手術前に、患者さんの全身状態について、細かく知っておくことが必要です。

——留意すべき点の中には、患者さんの体温管理も含まれるのですね。

尾﨑 30年以上前は、「患者さんが低体温になっても毛布でもかけておけばよい。それよりも手術する医師が暑くて汗が出るようでは困る」と言っていました。ところが、様々な学術研究で、患者さんの体温が下がることで、いろいろな問題が起きていることが明らかになりました。創傷治癒の遅れや、手術部位感染率の増加、心血管系リスク増加、入院日数の長期化、一か月後の致死率増加、等々です。1990年代に明らかになってきました。

——手術中の患者さんの体温を正常に保つには、どのような方法がありますか。

尾﨑 体温管理の方法には、毛布やタオルケットで保温する方法や、温水循環式マットレス、電気加温式パッドなどが、従来からありました。1980年代後半、ミネソタ大学の麻酔科医が開発したのが温風式加温装置で、ベアーハガー™ペーシェントウォーミングシステムとして製品化されました。

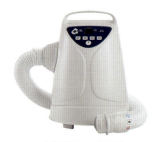

今年登場した新製品
3M™ ベアーハガー™
ペーシェントウォーミングモデル675

——先生はいつ頃から、温風式加温装置を使われていたのですか。

尾﨑 1992年ごろからです。昔は、赤ちゃんの心臓手術をするときに、小さな人工肺がなかったために、循環停止をして手術を行っていました。エーテル麻酔で25～26℃ほどに体温を下げると、30分くらいは手術が可能になったのです。そのような場合、術後に体温を戻す必要があります。その方法がいろいろと考えられました。また、

特別インタビュー

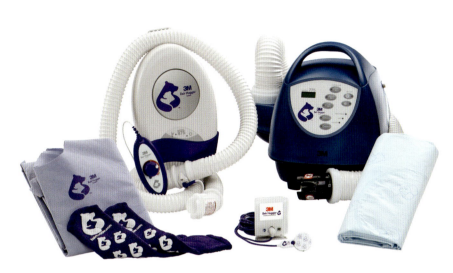

3M™ ベアーハガー™ 体温管理製品は、バリエーション豊富なウォーミングブランケットから非侵襲の深部温測定などを含む、周術期の体温管理をトータルで考えたソリューション

麻酔手術時の加温装置の必要性が明らかになり、予後との関係も研究され、普及してきたのです。

——温める場合、重要なことは何でしょうか。

尾﨑　温める表面積が広いこと、体表面のできるだけ広い部分を温めることが重要です。温泉なら全身を温めることができますが、手術中に温泉に入るわけにはいきませんよね（笑）。そこで考えられたのが、体表面全体を温める最も効率が良い方法としての温風式加温装置です。布団乾燥機を想像して下さい。電気毛布では、接触しているところしか温まりませんから、低温やけどの恐れがあります。

——術中、患者さんの体温を測りながら、温度を調整するのですか。

尾﨑　体温はバイタルサインの一つです。日本麻酔科学会のモニタリングガイドラインに明記されていますが、全身麻酔中は持続的に体温を管理することが推奨されています。体温が下がれば、加温します。操作自体は簡単です。

——手術時の体温管理の必要性は分かりましたが、普及率はどれくらいですか。

尾﨑　現在、日本では、全身麻酔を用いた手術総数は約280万件ですが、その半分ぐらいの手術で、温風加温装置が用いられているそうです。その中でもベアーハガー™ ペーシェントウォーミングシステムは代表的な製品として多くの医療機関で使用されています。これは、20数年間、学会のランチョンセミナーなどで紹介・説明し、装置を普及させてこられたメーカーさんの努力のお陰です。

——温風式加温装置の問題点はありますか。

尾﨑　取扱説明書に従って、しっかりと装置の定期的なフィルタ交換などのメンテナンスや、ブランケットの適正使用をすることが大切です。一部の人は、温風式より電気式のパッドの方が良いと言っていますが、手術部位感染（SSI）の割合が、温風式加温で上昇したという質の高い文献はありません。今後、各方式がどれくらいの割合で、日本で普及しているのか、アカデミックな実証研究のための実態アンケート調査をしたいと、私は思っています。

——ベアーハガー™ ペーシェントウォーミングシステムに期待することはありますか。

尾﨑　ベアーハガー™ ペーシェントウォーミングブランケットは主に不織布とプラスチックフィルムでできています。再使用しない限り、清潔です。また、深部温モニタリングシステムや、血液・輸液ウォーミング装置など、製品ラインアップも豊富です。そして今回のモデル675では、装置の軽量化など装置自体も進化しています。今後、多くの医療機関で使用されることを期待しています。

——お忙しいところ、ありがとうございました。

（文責：編集部）

【3M™ ベアーハガー™
体温管理製品について】

　体温調整ができない麻酔下の患者の体温管理をするための製品。手術中の偶発的な低体温は、死亡率の上昇や入院日数の延長、手術部位感染率の上昇に大きく影響し、医療費の増大をもたらしている。体温管理製品は、偶発的な低体温のリスクを軽減するために誕生した。

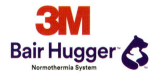

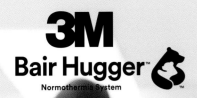

Degrees Matter.

あたたかさの 質にこだわって。

新しいベアーハガー™ブランドは、患者加温だけでなく周術期体温管理にかかわる
トータルソリューションを提供していきます。

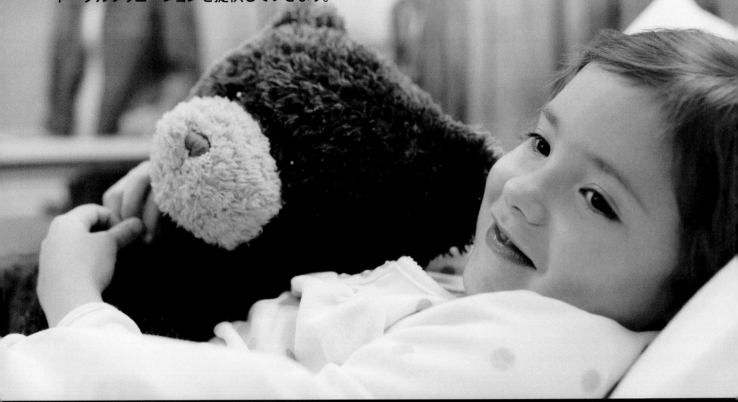

3M™ ベアーハガー™ ペーシェントウォーミング ブランケット
マルチポジションアッパー用モデル622

「曲がる」「変形する」新デザインで、
安定した体温維持をサポートします。

仰臥位　腹臥位　側臥位

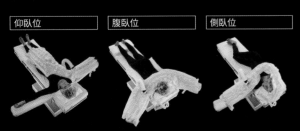

3M、ベアーハガー、Bair Huggerは、3M社の商標です。

販　売　名：3M ベアーハガー ペーシェントウォーミング ブランケット
認証番号：223ADBZX00108000
製品の使用に際しては、添付文書又は包装に記載の注意書きをお読みください。

スリーエム ジャパン株式会社
ヘルスケアカンパニー
感染管理製品事業部
http://www.mmm.co.jp/hc/medical/pro/

カスタマーコールセンター
製品のお問い合わせはナビダイヤルで
0570-011-321
8:45～17:15／月～金（土日祝年末年始は除く）
全国どこからでも市内料金でご利用いただけます

この書籍は装備の整った「道具箱」(tool-kit)であり、これを使えば読者はほとんどの状況に対応可能な準備を整えることができる。

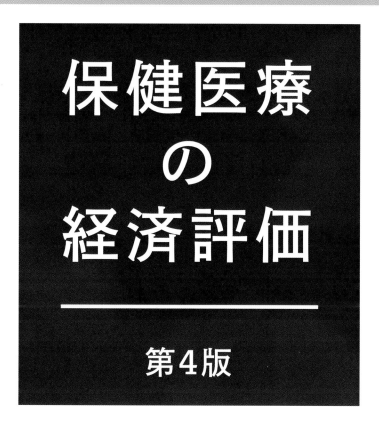

保健医療の経済評価
第4版

監訳：久繁 哲徳 医療テクノロジー・アセスメント研究所　主宰

橋本 英樹 東京大学大学院医学系研究科保健社会行動学分野　教授

原著『Methods for the Economic Evaluation of Health Care Programmes』

著者：Michael F. Drummond, Mark J. Sculpher, Karl Claxton, Greg L. Stoddart, George W. Torrance

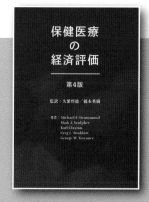

原書は、1987年の初版以降、保健医療の経済評価を基礎から中級レベルまで効率的、包括的に学ぶことができる、この分野の「バイブル」として国際的に最も広く、また長く利用されている。

本書はその最新版である第4版の翻訳であり、保健医療の経済評価を実施、委託、利用しようと思うすべての人（行政官、研究者、学生、企業関係者）が、共通の言語と不可欠な基礎知識を学ぶことのできる、きわめて有用な一書である。

B5判　495ページ
定価：本体 8,800円＋税
ISBN：978-4-88412-395-6

篠原出版新社 〒113-0034 東京都文京区湯島2-4-9 MDビル3F　TEL:03-3816-8356（営業）FAX:03-3816-5314
E-mail info@shinoharashinsha.co.jp　http://www.shinoharashinsha.co.jp

Dr.武藤の イザイ安全講座 連載vol.34

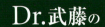

画像診断報告書の確認不足

国際医療福祉大学大学院教授
武藤 正樹

　CT画像などの読影報告書である画像診断報告書を担当医が確認をしていなかったことから、検査目的以外の所見に気付かず、行うべき治療が遅れた事例の報告が相次いでいる。日本医療機能評価機構は本年5月15日、「医療安全情報No. 138」を発出し、2015年1月から2018年3月までの集計で、こうした事例が37例報告されているとして注意喚起している。そのうち、36例がCT検査の事例だったという。
　著者にもCTの画像診断報告書でヒヤリとした経験がある。病院に勤務していたころ胸部レントゲン画像やCT画像を見て肺がんの手術を決めた患者さんがいた。ところが手術前に届いた放射線科医の画像診断報告書を見て慌てた。なんと副腎に転移の疑いがあると書かれている。このため予定した肺がんの手術を中止して、副腎への肺がんの転移の確認と、その他にも転移巣がないかどうかの精査をすることになった。患者さんには手術延期のお詫びをして、検査をやり直すことになった。
　しばしば画像診断報告書は放射線科医が多忙であることもあって、すこし遅れて届く。このため担当医がその画像診断報告書の確認をし忘れることもある。こうした確認不足によるミスの事例を見ていこう。

● 事例1
　外来診察日に外科の担当医は肝内胆管癌手術後の患者のフォローアップのCT検査を行った。検査後、担当医は患者を前にCT画像を見て説明した。しかしその後届いた画像診断報告書の確認を忘れていた。5カ月後、再度フォローアップCT検査を実施し、放射線科医師が過去のCT画像と比較しようとしたところ、5カ月前の画像診断報告書をまだ担当医が読んでおらず未読になっていた。放射線科医は、そこに肺癌疑いと記載されていることに気付き、主治医に連絡した。

● 事例2
　患者が尿管結石で腹部CT検査を受けた。その後、届いた放射線科医の画像診断報告書に、直腸がんの可能性を指摘されたことに主治医は気付かず、その精査を行っていなかった。1年5カ月後、患者は直腸がんで同病院を訪れた。その際に過去のCT検査の画像診断報告書で、すでに直腸がんの可能性が指摘されていることが分かった。この間に、直腸がんが進行した可能性はあるが、遠隔転移は認められないこともあって直腸がんの手術が行われた。

● 事例3
　患者が外来診察の日に腎がんの精査で造影CT検査を行った。医師は外来診察後に画像を見て、患者に説明し、その後に届いた画像診断報告書の確認を忘れた。患者が腎がんの手術目的で入院した際、担当医は3カ月前に実施

した造影CT検査の画像診断報告書に肝臓に悪性腫瘍の転移が疑われていて精査するように記載されていることに気付いた。

● 事例4

外来担当医Aは、膀胱がんのフォローを目的にしたCT検査をオーダした。その後、外来担当医がBに変わった。BはCT検査のオーダがあったことや検査を行ったことを把握しておらず、画像診断報告書を確認していなかった。その後、外来担当医がCに変わった。Cが年1回のCT検査をオーダすると、進行性肺がんが見つかった。過去の画像診断報告書を改めて確認すると、1年3カ月前にCT検査ですでに肺がんと指摘されていたが、報告書が未読であった。

さて、どうしてこのような事が起きるのだろう。まず画像検査の報告の流れを見ていこう。

まず主治医が放射線部に画像検査（CT、MRIなど）のオーダを行う。放射線部では画像検査を行い、画像を主治医に送る。最近ではデジタル画像で転送されてくるので、検査が終われ
ばすぐに画像が診察室に飛んでくる。主治医は患者さんを前に、届いたばかりの画像を見て説明する。

つぎに放射線部では、時間をおいて放射線医が画像を見て画像診断報告書を作成する。そしてその画像診断書を主治医に送る。本来であれば、主治医が再度その画像診断報告を見て、患者に報告する。しかしこの間の時間差がくせ者なのだ。

主治医が遅れてやってくる画像診断書を確認しないことがままある。その理由もさまざまだ。そもそも「主治医が画像診断報告書をつねに見る習慣がなかった」、「自分の専門領域の読影に自信があるので、画像診断報告書を見る必要がないと思っていた」、あるいは「見た画像診断報告書が前年の画像診断報告書だった」など。

画像検査の流れの一例

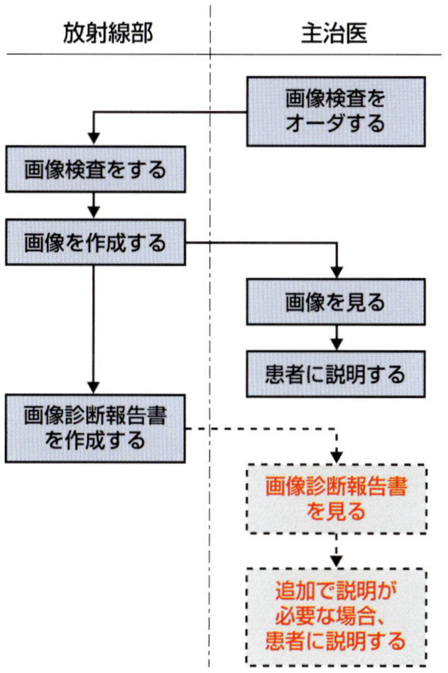

放射線部 ｜ 主治医

主治医：
- 画像検査をオーダする
- 画像を見る
- 患者に説明する
- 画像診断報告書を見る
- 追加で説明が必要な場合、患者に説明する

放射線部：
- 画像検査をする
- 画像を作成する
- 画像診断報告書を作成する

画像診断報告書を確認しなかった主な背景

- 画像で検査目的の部位を見て患者に説明した際、画像診断報告書が作成されておらず、その後見るのを忘れた
- 画像診断報告書を見る習慣がなかった
- CT検査とMRI検査を同時期に行い、MRI検査の結果で診断が確定できたため、CT検査の画像診断報告書を見なかった
- 専門領域の読影に自信があり、画像診断報告書を見なかった
- 前年の同月の画像診断報告書を当日の報告書だと誤認した

◆37件のうち、36件CT検査の事例です。

図表1

先述したように見逃された画像診断報告書は36例がCT画像診断で最も多かった。また見逃しは医師の経験年数とはまったく関係なく、経験の浅い医師もベテラン医師も同じように見逃していた。また医師の診療科もすべての科にわたっていた。また画像検査の撮影目的の部位と異なる部位に異常が指摘された部位は肺が最も多く11件、肝臓が次いで多く5件であった。また見逃しが判明した時期は最長9年後であった。また見逃されていた画像診断報告書は悪性腫瘍のフォローアップ画像診断で20例であった。そのうち19例がフォローアップをしていた臓器以外に悪性腫瘍の指摘または疑いが記載されていた。

そして患者への影響であるが、見逃しにより「死亡」や「障害残存の可能性がある（高い）」事例が10件（31.3％）に上った。

ではどのようにこうした画像診断報告書の見逃し防止をしたらよいのだろうか？　主な改善策を挙げてみよう。

まず画像診断報告書の確認方法である。画像診断報告書の未読を防止する電子カルテ上のシステム改善を行う。具体的には電子カルテで、画像診断報告書の未読を抽出できる機能を持たせる。また未読一覧が表示されるようなシステムにする。報告先を選択すれば、主治医以外の患者に関係する他の複数の外来担当医にも画像診断報告書の未読通知が飛ぶようにする。

画像診断報告書にも改善が必要だ。画像診断報告書の所見が電子カルテに自動転記するようにする。画像診断報告書は普通「コメント」「診断」の順に記載されているが、順序を逆にして「診断」「コメント」の順にする。画像診断報告書はしばしば長文である。このためまず結論の「診断」を冒頭に記載して読み残しを避ける。

放射線医が検査依頼目的とは異なる異常所見を発見した場合、あるいは主治医が見逃しそうな所見については主治医にアラームを発するような仕組みを入れる。または放射線科医が直接、主治医に電話で伝える。

患者への説明では、画像診断報告書ができた時点で再度、受診してもらい説明を行う。検査予約を行うとき、検査日と同時に説明のための予約日を設ける。患者の都合で年1回フォローアップの受診の場合は、画像診断報告書の結果をかかりつけ医に送付する。

日本医療機能評価機構では以下のような警告を2度にわたって出している。「入院、外来を問わず、画像診断報告書が確認できる仕組みを医療機関内で構築する」。

画像診断報告書の確認不足を取り上げた。このほかにも病理診断報告書などの見逃しもある。院内にはさまざまの部署から患者の病態に関係する報告文書が飛び交っている。情報共有とその情報を確認したかどうかのチェックシステムが患者の命を守る。

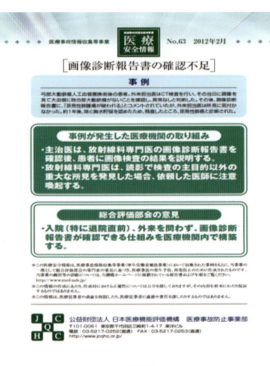

図表2

2019年10月に予定されている消費税率引き上げに向けて、保険医療材料価格調査なども予定されていることから、中央社会保険医療協議会（中医協）において消費税関連の議論が本格化した。厚生科学審議会・医薬品医療機器制度部会において「医薬品、医療機器等の品質、有効性及び安全性の確保等に関する法律」（医薬品医療機器等法、旧・薬事法）について施行後5年を目途とした見直しに向けての議論が始まり、医療機器業界からは、同法律で医療機器に関する条項のすべてを別の章立てとすることや、ソフトウエアであるプログラム医療機器に対する規制のあり方を検討することなどの要望が出された。また、厚生労働省の保健医療分野AI開発加速コンソーシアムにおいては、医療機器プログラムと比較する形で、AI（人工知能）の審査・承認に関しての検討も行われた。今回は、それらを中心にリポートする。

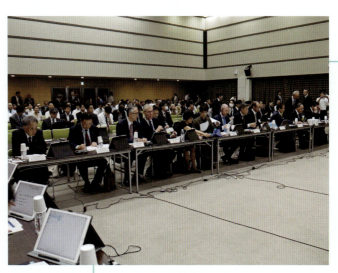

写真1　中医協・総会で関係業界にヒアリング
（平成30年10月17日）

医療材料に関する行政・中医協の動きウォッチング 34

医薬品医療機器等法の施行5年後の見直しに向けて議論

▶ 平成30年6月〜10月

Watching

医療ジャーナリスト　牧　潤二

1．中医協の動き

1-1．総会で医療機器業界などから意見聴取

　中医協（会長＝田辺国昭・東京大学大学院法学政治学研究科教授）は10月17日、総会を開き、2019年10月に予定されている消費税率引き上げに伴う薬価・材料価格の改定に関して、製薬業界、医薬品卸業界、医療機器業界などから意見聴取を行った。医療機器業界については、日本医療機器産業連合会（医機連、JFMDA）、日本医療機器テクノロジー協会（MTJAPAN）、先進医療技術工業会（AdvaMed）、米国医療機器・IVD工業会（AMDD）、欧州ビジネス協会(EBC)医療機器・IVD委員会、日本医療機器販売業協会（医器販協）が合同で意見陳述を行った（**写真1**）。

　まず、消費税率引き上げに向けて平成30年度に材料価格調査（後述）が行われることを踏まえて、消費税増税時の対応や改定の時期について、医療機器業界では、平成30年9月26日に開催された中医協・総会で示された「消費税引上げに向けた今後の進め方について」に賛同する、とした。そこでは、

改定の時期について「消費税の引上げ分の上乗せは、消費税率の引き上げと同時に行う必要があり（中略）、来年10月に実勢価格を踏まえた上で上乗せすることが自然と考えられる」としている。

また、医療機器業界として、①機能区分の見直しや再算定など通常改定に行うことは実施しない、②イノベーションの評価として導入された、「機能区分特例」、「期限付き改良加算」については保険収載されてから2回の改定を経るまでとされているが、その「改定」にはカウントしない、③通常改定時の再算定における下落率の算出については「直近2回の材料価格改定を通じ」とされているが、その「改定」にはカウントしない――などを要望した。

その意見聴取の後、中医協の委員による質問やフリーディスカッションが行われた。

1-2. 保険医療材料専門部会

2019年10月に予定されている消費税率の引き上げに向けて、平成30年度においても保険医療材料価格調査を実施することが決まっているが、その具体的な方法などについて検討するため、中医協・保険医療材料専門部会（部会長＝関ふ佐子・横浜国立大学大学院国際社会科学研究院教授）は6月20日、10月31日に、それぞれ第92回部会、第93回部会を開いた（**写真2**）。

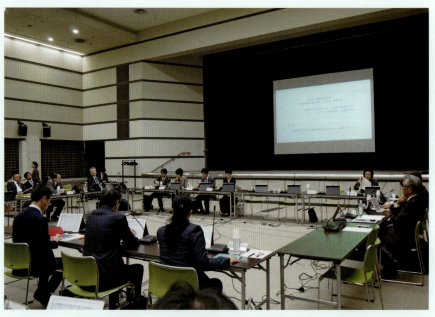

写真2　中医協・保険医療材料専門部会（平成30年10月31日）

第92回保険医療材料専門部会では、事務局（厚生労働省保険局）が平成30年度に実施する保険医療材料価格調査の具体的な内容を提案し、了承された。同価格調査は、診療報酬改定の前年に行う「本調査」ではないが、それに準じて同30年度中の5カ月間（ダイアライザー、フィルムなどは1カ月間）の取引を対象として実施する。また、同30年度の保険医療材料制度の見直しの一環として材料価格調査結果の正確性の確保という方針が打ち出されたことを踏まえて、販売側データとの突合を可能にさせるために、購入側調査において、購入した卸業者・営業所名を記載することにしている。購入サイドの抽出率は、病院が1/8、一般診療所が1/160、歯科診療所が1/120、保険薬局が1/60というように従来の半分としており、調査客体数も従来の半分程度になる。

第93回保険医療材料専門部会では、2019年10月の消費税率の引き上げに際して、平成30年度に実施する保険医療材料価格調査（前出）の結果をどのような形で反映させるか、薬価での対応も視野に入れつつ、主要な論点について議論した。その結果、次のようなことについて大筋で合意した。

①通常の材料価格改定とは異なる、消費税率の引き上げに伴って必要となる臨時的な改定とする。

②消費税率分を上乗せする形での実勢価格改定は2019年10月とする。

③機能区分の見直し、再算定（外国価格に基づく価格調整）など通常改定で行っていることは、今回は実施しない。

また、本来であれば2020年度診療報酬改定と併せて、実勢価格に基づいて材料価格の改定を行うことになる。しかし、消費税率引き上げに伴う実勢価格改定を2019年10月に実施するとしたら、その後に材料価格調査（本調査）を行ったうえで2020年4月に材料価格を改定するというのは、時間的に困難である。そのため、同部会において複数の委員から、2020年度に何らかの対応が必要である、との指摘が出た。

それも含めて議論すべき論点は多く残っており、同部会では業界に対するヒアリングなども行ったうえで2018

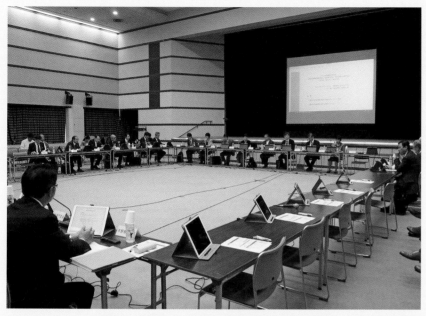

写真3　中医協・合同部会（平成30年10月17日）

年12月頃に、消費税率引き上げへの対応の骨子案をまとめ、中医協・総会に報告することにしている。

1-3. 費用対効果評価についての合同部会

費用対効果評価の制度化、本格導入に向けて、中医協では、費用対効果評価専門部会あるいは「費用対効果評価専門部会・薬価専門部会・保険医療材料専門部会合同部会」（以下、合同部会）の形で検討を続けていて、8月22日には第50回の費用対効果評価専門部会（部会長＝荒井耕・一橋大学大学院経営管理研究科教授）、10月17日には第9回の合同部会（同）を開催した（写真3）。

平成28年度から実施した試行的導入において、当該企業による分析（以下、企業分析）、第三者としての再分析グループによる分析（以下、再分析）の結果が大きく異なった医薬品5品目、医療機器2品目（サピエンXT、カワスミNajuta胸部ステントグラフトシステム）について費用対効果評価専門組織による分析・検証が行われることになった。それらのうちカワスミNajuta胸部ステントグラフトシステムについては再分析、企業分析それぞれにおいて価格を引き上げる方向で評価がなされ、それに基づいて平成30年度に価格が引き上げられており、他の6品目とは評価や立ち位置が異なる。そのカワスミNajuta胸部ステントグラフトシステムについて、6月13日に開催された第8回合同部会で、事務局が「企業側より再分析結果について理解を深め、論点を整理できたことなどから検証については終了したい旨の申し出があり、費用対効果評価専門組織に報告し、了承され、検証作業は終了とした」と報告した。それにより、カワスミNajuta胸部ステントグラフトシステムについては費用対効果が優れていて、平成30年度において価格を引き上げるべきものである、という評価が事実上確定した。

それ以外の6品目について、費用対効果評価専門組織が平成30年11月頃に、分析結果を取りまとめることになっている。

第9回合同部会では、費用対効果評価の対象とする品目の選定と選択基準などについて議論した。費用対効果評価の対象とする品目の選定と選択基準については、平成29年7月26日に開催された中医協・費用対効果評価専門部会における「費用対効果評価の制度化に向けたこれまでの議論のまとめ」での「選定基準の考え方」を用いることを、あらためて確認した。そこでは、医療保険財政への影響度を重視する観点から、新規収載品、既収載品ともに評価対象とする要件として、①革新性が高い品目（補正加算のある品目等）、②市場規模の大きな（市場規模が一定程度を超える）品目、の両方を満たすことを基本とする、としている。ただし、市場規模が一定程度を超えない場合であっても、著しく高額な品目等については、柔軟な対応ができるようにする。また、効能追加等により収載後に市場規模が一定の額以上拡大したものも対象とする。

それに関して、実施体制はどうなっていて、どれくらいが対象になるのか、との質問が委員から出た。事務局が「現状の体制からは、10品目程度と考えられる」と答弁し、同委員が「ぜひ、人材強化をお願いしたい」と要望した。また、別の委員が、事務局が参考資料として用意していた「新規収載医薬品、医療機器の状況」（図表1）を踏まえて、「加算の対象となっているものが、費用対効果評価の対象となるのではないか」と発言した。

ピーク時の市場規模 (収載時企業予測)		30億円以上		50億円以上	
		品目数	うち加算あり	品目数	うち加算あり
2017年度	医薬品	15	4	14	4
	医療機器	2	2	0	0
2018年度 (4、5、8月)	医薬品	22	9	17	6
	医療機器	2	2	1	1

ピーク時の市場規模 (収載時企業予測)		100億円以上		150億円以上	
		品目数	うち加算あり	品目数	うち加算あり
2017年度	医薬品	8	4	6	2
	医療機器	0	0	0	0
2018年度 (4、5、8月)	医薬品	11	4	8	4
	医療機器	0	0	0	0

ピーク時の市場規模 (収載時企業予測)		200億円以上	
		品目数	うち加算あり
2017年度	医薬品	3	2
	医療機器	0	0
2018年度 (4、5、8月)	医薬品	7	4
	医療機器	0	0

出典：平成30年10月17日開催の費用対効果評価専門部会・薬価専門部会・保険医療材料専門部会合同部会の資料

図表1　新規収載医薬品、医療機器の状況

2. 厚生科学審議会・医薬品医療機器制度部会

「医薬品、医療機器等の品質、有効性及び安全性の確保等に関する法律」（医薬品医療機器等法）の施行後5年目の見直しに向けて、厚生科学審議会・医薬品医療機器制度部会（部会長＝森田朗・津田塾大学総合政策学部教授）で議論が始まった。その見直しは、平成25年の「薬事法等の一部を改正する法律」附則第66条で「政府は、この法律の施行後5年を目途として、この法律による改正後の規定の実施状況を勘案し、必要があると認めるときは、当該規定について検討を加え、その結果に基づいて必要な措置を講ずるものとする」と規定していることなどに基づく。同部会での主要な検討事項は、①革新的な医薬品・医療機器等への迅速なアクセス確保・安全対策の充実、②医薬品・医療機器等の適切な製造・流通・販売を確保する仕組みの充実、③薬局・薬剤師のあり方・医薬品の安

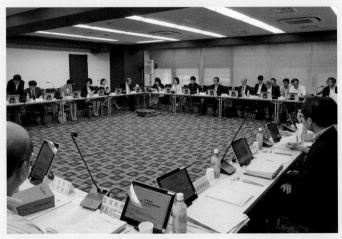

写真4
厚生科学審議会・医薬品医療機器制度部会（平成30年6月7日）

全な入手――などである（**写真4**）。

医療機器については、5月9日、6月7日それぞれに開催された第5回、第6回部会で、議論がなされた。まず、医薬品医療機器等法の施行後5年を目途とした見直しに関して、医療機器業界を代表する委員が、主として次の3点を要望した。

(1) 医薬品医療機器等法は、広告あるいは安全対策などについては医薬品と同じ条文のところがあり、必ずしも医療機器の特性をいかした内容にはなっていないので、医療機器に関する条項のすべてを別の章立てとする。

(2) 医療機器については改善改良が頻繁に行われるという特性があって、その典型的なものがプログラム医療機器、ソフトウエアであり、そのような特徴的なものに対する規制のあり方を検討する。

(3) 医療機関の求めに応じて紙版の添付文書を提供できる体制を整えていることなど、一定の条件の下、添付文書の電子媒体での提供を推進する。

その(3)に関して、第6回部会で、委員から「医療機器においては取扱説明書と添付文書はどう違うのか」との質問が出た。それに対して、医療機器業界を代表する委員が「取扱説明書は、機器を実際に操作する上での手順といったものをすべて漏れなく記載するもの。添付文書の場合は分量も限定されているので、禁忌・禁止事項や重要な要件を絞ってまとめた文書という扱いである」と説明した。ここでの議論を通して、医療機関の求めに応じて紙版の添付文書を提供することを前提に、添付文書の電子媒体での提供を推進することについては大筋で了承された。

3. 保健医療分野AI開発加速コンソーシアム

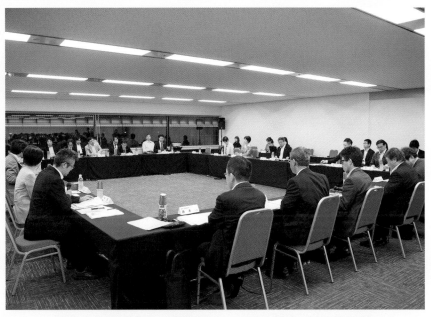

写真5　保健医療分野AI開発加速コンソーシアム（平成30年9月27日）

厚生労働省では、保健医療分野におけるAI開発と利活用を加速させるための対応、今後の研究開発の方向性などを検討するため、平成30年7月に保健医療分野AI開発加速コンソーシアム（座長＝北野宏明・ソニーコンピュータサイエンス研究所代表取締役社長・所長）を設置した。同年内に「中間取りまとめ」、同年度内に「報告書」をまとめる予定で、9月27日には第2回の会合を開いたが、AIとの関係で、あらためて医療機器プログラムが注目されるようになった（**写真5**）。

医療機器プログラムとは、パソコンなどにインストールすることで医療機器としての性能を発揮するソフトウエア（プログラム）のことで、医薬品医療機器等法において、プログラム単体が医療機器として製造販売の承認の対象とされた。医療機器プログラムに相当するかどうかは、治療方針への寄与、不具合が生じた際のリスクなどを勘案

して判断することになる。実際には、①医療機器で得られたデータ（画像を含む）を加工・処理し、診断または治療に用いるための指標、画像、グラフ等を作成するプログラム、②治療計画・方法の決定を支援するためのプログラム（シミュレーションを含む）などが、それに相当する。機能の障害が生じた場合でも生命や健康に影響を与える恐れがほとんどないものは、医療機器プログラムとしては扱われない。例えば、教育用・患者説明用プログラムなどは規制の対象外である。

保健医療分野AI開発加速コンソーシアムの第2回会合で、事務局（厚生労働省大臣官房厚生科学課）が、AI技術を用いた製品のうち使用目的や提供形態等から医療機器に該当するものは医薬品医療機器法に基づき安全性・有効性の確保が行われる、と基本的な考え方を示した。また、AIは、これまでの医療機器プログラムあるいは診

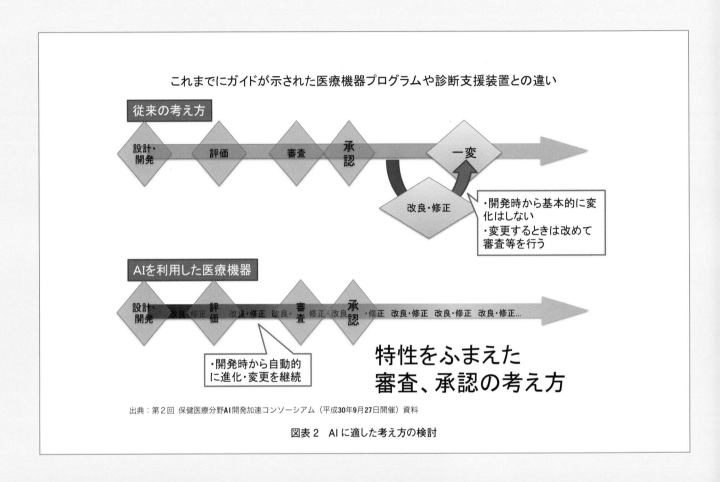

図表2　AIに適した考え方の検討

断装置とは異なり、機械学習あるいはディープラーニングの機能を持ち、自ら学習して継続的な変化をするという特性があり、その特性を踏まえて審査・承認をしなければならない。事務局では、その具体的な対応として、市販前・市販後の評価に係る体制整備を検討すべきではないか、としている（図表2）。

4. その他の動き

4-1. 医療ニーズの高い医療機器等の早期導入に関する検討会

厚生労働省の「医療ニーズの高い医療機器等の早期導入に関する検討会」（座長＝今野弘之・浜松医科大学学長）は10月26日、第29回検討会を開いた（写真6）。まず、下部組織のワーキンググループが選定候補品として取り上げた動脈管ステント（PALMAZ GENESIS on OPTA PRO(Large)、PALMAZ GENESIS on Amiia)、還流静脈ステント（PALMAZ GENESIS on OPTA PRO (Large)、PALMAZ GENESIS on Amiia) について検討し、それぞれ早期導入品目として選定した。続いて、事務局（厚生労働省医薬・生活衛生局）が、同日までのニーズ選定品目の開発状況について説明した。それによると、早期導入品目として138品目が選定されているが、その半数以上の74品目が承認を取得していて、約1年前の前回報告と比べると10品目増えている。

4-2. 医療広告ガイドラインに関するQ&Aを改訂

厚生労働省は10月24日、医療機関の広告に対する規制を大幅に見直した「医療法等の一部を改正する法律」（以下、改正医療法）が6月1日から施行されたことに対応し、「医業若しくは歯科医業又は病院若しくは診療所に関する広告等に関する指針（医療広告ガイドライン）」に関するQ&A（以下、医療広告ガイドラインQ&A）を改訂し、都道府県などに連絡した。改正医療法の施行により、医療機関のホームページ（ウェブサイト）も広告媒体として規制の対象となったが、自由診療ではなく保険診療に関わることであれ

ば、①医療機関に関する適切な選択に資する情報であって、患者等が自ら求めて入手する情報を表示するウェブサイトその他これに準ずる広告であること、②表示される情報の内容について、患者等が容易に照会できるよう、問合せ先を記載すること、その他の方法により明示すること——など、広告可能事項の限定解除の具体的な要件を満たせば、ウェブサイトにおいても特に規制はされず、従前のように多くの情報を提供できる。

このほど改訂された「医療広告ガイドラインQ&A」では、医療機器に関する項目も多い。例えば「医薬品、医療機器の販売名を用いた治療については、広告可能でしょうか」との問いに対しては、次のような主旨の回答をしている。平成29年9月29日薬生発第4号厚生労働省医薬・生活衛生局長通知の別紙「医薬品等適正広告基準」により、医薬関係者以外の一般人を対象とする広告は行わないものとされていることに鑑み、医薬品または医療機器の販売名については、広告できない。ただし、患者等が自ら求めて入手する情報を表示するウェブサイトなどについては、広告可能事項の限定解除要件（前述）を満たした場合には、記載が可能である。

4-3. 在宅医療機器への携帯電話端末の影響に関して通知

厚生労働省は9月28日、総務省からの依頼に対応して、都道府県などに「総務省による平成29年度『電波の植込み型医療機器及び在宅医療機器等への影響に関する調査等』報告書について」の通知を発出した。総務省による実験において、在宅医療機器である成人用人工呼吸器、二相式気道陽圧ユニットの表面から1cm程度まで携帯電話端末を接近させた状態にした場合、

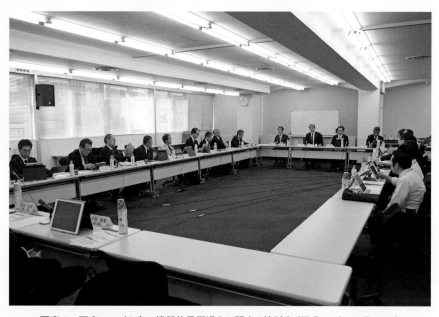

写真6　医療ニーズの高い機器等早期導入に関する検討会（平成30年10月26日）

成人用人工呼吸器では「自発呼吸の誤検知」、二相式気道陽圧ユニットでは「圧力供給の異常と圧力波形の表示が乱れる」などの影響が出た。電波発射源としての携帯電話端末を離せば元の正常な状態に復帰したが、成人用人工呼吸器の取扱説明書において携帯電話端末と離すべき距離などに関して十分な記載がなかった。また、二相式気道陽圧ユニットの取扱説明書では「携帯電話やPHSは1m以上離して使用してください」との記載があるが、携帯電話については1mよりも近い距離で使われる可能性もある。総務省による報告書では、取扱説明書も踏まえて携帯電話等と適切な距離を確保するように、在宅医療機器を使っている患者に対して啓発活動をする必要がある、と指摘している。

4-4. 平成31年度厚生労働省予算概算要求

厚生労働省は8月30日、平成31年度厚生労働省予算概算要求の概要を公表した。31年度の要求・要望額は31兆8,956億円で、平成30年度予算額と比べて7,694億円（2.5％）増となっている。医療機器関係の事業で要求額が比較的大きいのは「オールジャパンでの医療機器開発プロジェクト」（39億円）で、平成30年度予算より10億円増となっている。新規の事業（案）としては「小児用医療機器の実用化の促進」（小児用医療機器の承認申請手数料の支援、1,400万円）、「医薬品・医療機器等申請・届出手続のオンライン化」（4億4,600万円）などがある。また、一部新規としては「世界に通じる国産医療機器創出のための支援体制の整備」（2億円）がある。これは、医療現場のニーズに基づいて医療機器を開発できる人材を育成する拠点医療機関を支援するものである。

TOPICS

一般社団法人 日本医療機器ネットワーク協会（@MD-Net）
2017年度（第7期）定時社員総会開催される

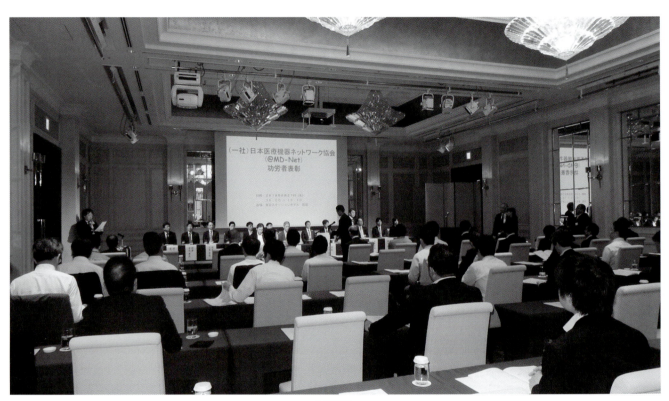

会場風景

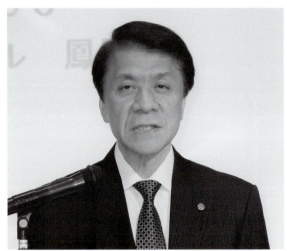

山下尚登会長

2018年6月27日（水）15時30分より、標記総会が東京ステーションホテルにて開催された。

●順調な利用拡大・推移を実現

　まず、一般社団法人日本医療機器ネットワーク協会会長の山下尚登氏が挨拶を行った。その中で、山下氏は、「私は『医療製品識別とトレーサビリティ推進協議会』などに出席したが、医療機器業界において、情報化の流れが急速に進展してきていると感じている。その中で、医療機器分野での企業間ネットワークを推進している当協会の役割がより一層大きくなっていると感じている。事業としては、VAN

事業、預託事業などが順調に進んでいる」と述べた。

●提案事項がすべて承認された
　第7期定時社員総会

続いて、山下会長の議長のもと、総会が行われた。事務局から定足数の報告があった。会員数221社に対し、出席会員数、および委任状を含め184社で、会員数の過半数に達しており、本総会が成立していることが報告された。

まず、事務局長の揖斐正雄氏から、第1号議案、2017年度決算の件が報告・提案された。

事業報告では、協会運営として、1)正会員は221社で、増減の内訳は、入会14社、退会1社であった。2)のBCP対応として基盤変更を実施した。預託EDIはシステム開発期から約6年が経過し、システムの更新時を迎えた。そのため、セキュリティ、BCPの強化をすべく、投資額4,360万円をかけ、自前のインフラからNECのインフラに変更し、預託EDIを強化した。3)賛助会員規程を整備し、運用を開始した。その結果、賛助会員として5社が入会した。これらの賛助会員はITベンダーであり、今後は業界のIT化をさらに進めたいと考えている。4)医療機器業界情報化セミナーを、10月大阪で、11月には東京において開催した。両セミナー合わせて130社、約200名の方々に参加いただいた。

次に個別の事業について、報告が行われた。EDI（VAN）事業は、運用17年となった。メーカー／ディーラー間の取り扱いデータ量は3.2億件、前年比6%の伸びとなり、盤石なインフラとなった。今後は、質の向上を図ることを目指す。また、データ処理状況モニター画面の利用者への提供を行い、リアルに処理状況がわかるようになり、格段のサービス向上につながった。

預託管理システムは運用5年になる。取扱いデータ量は295万件で、前年比12%の伸びであった。メーカーが6社（準備中7社）、ディーラーが40社（準備中4社）の運用状況である。シェアは35%程度で、発展途上であり、今後この部門に力を入れる。循環器分野を先行させてきたが、IOL（眼内レンズ）市場への利用拡大を検討中である。

トレーサビリティ事業（生物由来製品譲渡報告システム）は運用14年になる。参加メーカーは10社で安定運用しており、市場シェアは約85%となっている。

体制の整備では、ISMS（Information Security Management System）認証の更新を行った。これによって、情報セキュリティの向上を図ることができた。

特記事項としては、医機連が主体で推進してきた『医療製品識別とトレーサビリティ推進協議会』に、委員およびタスクフォースメンバーとして参画し、UDIコードの推進を図ってきた。今後は、医療団体が主体になり進められることになる。また、複数の医療機関を訪問し、ディーラー／病院間のEDI化の周知を行った。預託システムの延長線

上として、整形分野のIT化についての勉強会を5回開催した。

収支報告としては、経常収益は288百万円で、前同比108%、予算比98%である。経常増減額は、19百万円で、前同比180%、予算比380%であった。この大きな上昇は、預託システムの基盤整備が4カ月ほど遅れたための期ずれによるものである。

続いて、決算報告書の説明があった（本稿では省略する）。決算について監査報告が監事より行われ、拍手多数で承認された。

次に、第2号議案、2018年度予算の件（案）が、揖斐事務局長から報告された。

まず、事業計画では、①協会運営として、1)預託EDIシステム基盤変更後の安定運用を図り、2)医療機器業界情報化セミナーを東京にて10月15日に開催し、3)賛助会員の拡大を図る。②EDI（VAN）事業（運用18年）では、データ件数3.4億件（6%増）を見込む。EDIの運用標準化と、ディーラー／病院間のEDI化モデルケースを推進する。③預託管理システム（運用6年）では、データ件数324万件、10%増を見込む。この分野は最大のターゲットであり、今後も力を注ぎ、企業規模シェアとしては45%を目指す。循環器分野での利活用を推進してきたが、IOL（眼内レンズ）や整形分野での利活用拡大を目指す。④トレーサビリティ事業（生物由来製品譲渡報告システム、運用15年）では、周知および利活用推進により、10社から12社での運用のめどが立っており、シェアは90%近くになる。⑤体制の整備では、事務局体制の強化を図る。ISMSを引き続き維持する。

収支計画については、経常収益を315百万円、前同比109%、経常増減額は10百万円、前同比55%を考えている。続いて、収支予算書では、経常収益計を314,706,442円とし、前年度実績の288,023,940円に比べ、26,682,502円増を見込む。主な増加分は、事業収益の25,444,474円増である。経常費用計は、304,294,830円として、前年度比35,276,241円のアップとなるが、大きな増加分としては、EDI通信費の13,003,885円と、ソフトウェア償却費の6,309,236円である。また、事務局強化のための費用として1,000万円ほどが増加すると考えている。当期経常増減額は、10,411,612円増を見込んでいる。

続いて、第3号議案、定款の一部変更の件について、事務局から提案があった。その変更内容は、今までは、正会員は医機連の加盟団体の正会員、または当法人正会員の「2社」以上の推薦が必要であったが、それを緩和し、「1社」以上の推薦が必要としたことである。これは取引先が1社の企業もあるためである。ただし、正会員の入会に関しては、今まで通り厳格に理事会において審議を行うことに変わりはないとした。本議案も拍手多数で承認となった。

次に、第4号議案、役員選任の件が提案され、拍手多数で選任された。

■理事及び監事候補者（敬称略）

	氏　名	所　属　企　業	
理　事	山下　尚登	山下医科器械㈱	重　任
	冨木　隆夫	冨木医療器㈱	重　任
	松本　利光	㈱ムトウ	重　任
	揖斐　正雄	（一社）日本医療機器ネットワーク協会	重　任
	笹瀬　広之	スリーエムジャパン㈱ヘルスケアカンパニー	重　任
	清水　寿成	㈱八神製作所	重　任
	上東　秀俊	小西医療器㈱	重　任
	大崎　将男	オオサキメディカル㈱	重　任
	鈴木　輝重	アルケア㈱	新　任
	工藤　修司	テルモ㈱	新　任
	西原　享治	旭化成メディカル㈱	新　任
	古頭　　隆	（一社）日本医療機器産業連合会	新　任
	蜂谷　　操	東レ・メディカル㈱	新　任
	高橋　弘和	ジェイメディカル㈱	新　任
監　事	志賀　一仁	ジョンソン・エンド・ジョンソン㈱メディカルカンパニー	重　任
	樋口　幸一	公認会計士・税理士（外部監事）	重　任

　なお、会長、副会長については、本総会で各理事の選任が承認された後、定款第21条に基づき、理事の互選により決定することになった。

●功労者表彰

　続いて、功労者の表彰が行われた。表彰者は、以下のとおりである。

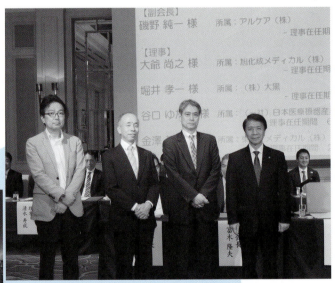

功労者表彰

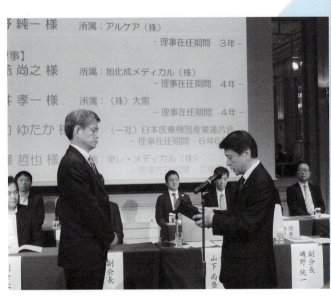

氏　名	ご　所　属	在任期間
【副会長】磯野　純一　様	アルケア㈱	理事3年
【理事】大爺　尚之　様	旭化成メディカル㈱	理事4年
【理事】堀井　孝一　様	㈱大黒	理事4年
【理事】谷口　ゆたか　様	（一社）日本医療機器産業連合会	理事6年6カ月
【理事】金澤　哲也　様	東レ・メディカル㈱	理事2年5カ月

● 刺激的で内容豊かな講演会

今回の講演会のテーマは、「医療・ヘルスケアイノベーションを興すために必要な『医工デザイン融合と構造の創造』」であった。講師は、西垣孝行氏（森ノ宮医療大学 保健医療学部／臨床工学科准教授、元国立循環器病研究センター 臨床工学技士、前経済産業省 医療・福祉機器産業室 係長）。

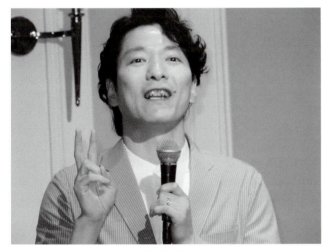

西垣孝行先生

西垣氏の講演は、医療・ヘルスケア分野におけるイノベーションの上で、今後、何が必要かを中心に行われた。その中で、日本にとって重要な点として、「デザイン思考」という考え方を紹介し、ワークショップにより聴衆を巻き込みながら講演が行われた。従来の一方通行の講演会と異なり、参加型であるため、当初は聴衆に戸惑いもみられたが、西垣氏の巧みな講演進行で引きつけられ、有意義な講演会となった。講演内容の概要を報告する。

● 一臨床家から行動する研究者へ

西垣氏はまず自己紹介を行った。若い頃、スノーボードでプロを目指していた。レースに参加し、優勝するためには勝ち上がらなければならない。20歳代後半、いくらトレーニングしても優勝することができないことに気付く。そこで、ワックスの専門家や、プロのプレーヤーを捕まえて尋ねた。また、優れた若い選手たちにも臆せず技術について聞くようにした。トレーニングは大事だが、人に聞くことで技術が急速に向上することもある。それは現在、ビジネスの世界など様々な分野に挑戦する西垣氏にとっては、重要な発見だったという。

その後、西垣氏は、国立循環器病センターで臨床工学技士として17年間、手術場において臨床に携わった。医療機器メーカーとともに医療機器開発にも参加した。そして、経済産業省のイノベータ育成プロジェクト（J-Startup）に応募した。このプロジェクトは、今年で4年目を迎えている。新規事業企画案を150人が提案し、ブラッシュアップして上位20名が、経産省の予算でシリコンバレーに2週間の研修を受けることができるプロジェクトである。シリコンバレーでは「考えるより、動きなさい」ということを叩きこまれた。日本の現状との違いに驚き、危機感を感じた。そこで、一臨床家で留まってはいられないと考え、経産省医療福祉機器産業室に1年間勤め、多くの案件を経験した。現在は、大学での研究・教育とNPO法人の立ち上げなどを行っているという。

● 日本は危機感を持つべきだ

西垣氏は、今、成長している企業に共通している点は、モノをつくるのではなく、サービスをつくり、提供している点だという。モノをつくっていない通販会社、車を所有していないタクシー会社、映画を製作していない映画会社、コンテンツをつくっていないSNS会社、などがそれにあたる。これらの企業は、モノをつくらず、サービスをつくっている。つまり、新しいユーザーの行動を導き出し、サービスを提供しているのだ。

アマゾンでは、人のいない倉庫で、一瞬にして注文を受け、配送できるシステムを構築している。中国のアリババも同じようなシステムで運用し、急成長している。そのような企業には、個人の購入・支払い履歴が蓄積される。また、個人の信用が可視化され、担保される。中国では無人のコンビニエンスストアがある。カードで支払うシステムだ。

現金よりカードの方が安心・確実だ。なぜなら、カードであれば、支払いが滞ると信用がなくなり、購入できなくなるからだ。偽札が横行する社会では、カードの方が安全なのだ。一人ひとりの行動が履歴となり、信用が生まれ、ステータスになる。信用とアイデアさえあれば、お金が集まる。クラウドファンドは、信用さえあれば、お金を貸してくれる。その点、日本は遅れている。今後、どれくらい危機感を持てるかが問題だろうという。

●キーワードは、デザイン思考

デザイン思考とは、デザイナーがデザインする過程で使う特有の認知的活動を、一般の人にも理解できるように可視化したプログラムのことだ。新規事業を立ち上げようとする企業のスタッフたちに、今、急速に普及している。様々な人の行動や、言語化されないモノを、想像し、共感し、デザイン化して、ソリューションを導き出す。そのソリューションが正しいかどうかは、考えているだけでは評価はできない。実際にやってみることで検証する。やってみて、はじめてソリューションが正しいかどうかがわかるのだ。動かすことで、未来のニーズが読み解ける。このプログラムを回して、修正し、改良し続け、サービスをつくっていくことが、現在必要になっているのだという。

今やクラウドに情報が蓄積され、AIは、AI同士が繋がってきている。良く言われることだが、たった4人の人の脳があれば、いつでも、どこでも、世界を変えることができるのだ。

●世界は大きく変化している

イスラエルで若者に希望する就職先は？と尋ねると「ベンチャー」と答える。その点、日本は大企業病で、優秀な若者は大企業への入社を希望する。大企業の社員の割合は、「2：6：2」だと言われる。イノベータが2、足を引っ張る人が2、どちらか力の強い方になびく人が6だ。そのため、優秀な人材であるイノベータの脳の力が発揮できず、眠ってしまっている。ベンチャー企業を数人で始めるなら、それぞれ異なる分野の人が集まると良い。そして、〈他人の脳の力を最大化するマネジメント〉が最も大切になる。

医療機器について、日本は現在、数千億円の輸入超過だ。診断機器は健闘しているが、治療機器の分野では大きく立ち遅れている。これは、大企業がリスクを恐れ、侵襲的な医療機器開発に積極的でないためだ。ベンチャーはリスクを恐れない。日本にはベンチャー企業が育っていないことが問題だ。

●動き出している経済産業省の施策

経済産業省では、様々な支援を行い、ベンチャー企業を育て、世界に羽ばたかせようとしている。その一つが、企業としての評価額が上場前に10億ドル（約1,000億円）を超えるベンチャー企業＝ユニコーン企業の育成だ。ユニコーン企業の代表は、米国のフェイスブック社や、ツイッター社などだ。日本でも、これから3年以内に20社ぐらいつくることを、経済産業省は目指している。

イノベーションについて考えるときによく使われる3つの輪がある。ユーザーのニーズと、ビジネスのマーケットと、技術力の3つだ。この3つの輪が、完全にかさなったところでイノベーションは起きる。まずは、ニーズがあることが前提だ。しかし、現在は、変動性（Volatility）、不確実性（Uncertainty）、複雑性（Complexity）、曖昧性（Ambiguity）、これはVUCAというが、VUCAの時代では、ニーズの予測が不可能だ。そのため、ニーズと思っていても、それが本当に求められているニーズなのかどうかが分からない。動いて、はじめてニーズがわかってくるのだ。そのためには、とにかく動きまわる人、イノベータが必要になってきている。

デザインとは、何だろう。米国では、大文字のDESIGNと小文字のdesignでは意味が異なる。designは見た目のデザインが中心だ。絵を描いたり、動画を作成するデザイナーが行う行為だ。見た目の良さが追求される。従来のデザインの概念と役割のことだ。一方、DESIGNは、経営全般に対して問題解決を図る考え方のことを意味する。このデザイナーは、米国の大企業では、社長の隣に座っている。

さらに西垣氏は、スタンフォード大学で開発された医療機器開発プログラムであるBIODESIGNについて説明した。1年でベンチャーを立ち上げることが目標のプログラムだ。医師、技術者、マーケッター、プラス1の計4人で、ニーズを掘り起こす。ニーズが確かか、左脳を使って絞り込む。そこからソリューションを考え、拡散し、アイデアを出す。さらにビジネスとして成り立つかコンセプトを絞っていく。このような作業を繰り返す。必要であればニーズに立ちかえる。1年間行うとノウハウが蓄積される。200個ほどのアイデアから10個に絞り、さらに、市場規模、投資回収計画などを検討し、1個のアイデアについて起業する。

日本でも、JAPAN BIODESIGNプログラムが立ち上がっている。東京大学、大阪大学、東北大学でベンチャーが誕生している。この時に必要なのが、共感力だという。

●聴衆参加型のワークショップ

次に、西垣氏は、参加者に思い込み、バイアスを持っているかどうかをワークすることで気付いてもらうためのワークショップを行った。

まず、二人一組になってもらう。お互いに3つの項目で自己紹介をする。ただし、2つは真実、1つは嘘を書く。その上で、二人でブレインストーミングを行う。どれが本当

で、どれが嘘か、お互い検証し合うのだ。

その後、認知科学のプロセス、感受性を高める方法、共感力の大切さについて解説し、人の脳がいかに優れているかを強調した。そのうえで、「めちゃかっこいい！」という感じ方も、国によって異なり、そこにはバイアスがあり、構造が違うと解説した。

続いてのワークショップでは、AED の写真を供覧し、講演参加者に感想を書かせた。このワークも、二人一組で、ブレインストーミングを行う。AED が置かれている場所、説明書きの善し悪し、色、デザインなど、いろいろな点での指摘が行われる。

西垣氏の指摘は、辛辣だ。現在、日本では AED が効率的に使われていない。心臓病で、AED を使えば助かる人が、助かっていない。これは、様々な角度から、バイアスを取り除き、デザインを含み、新しい製品の開発を怠っているからだという。現在、日本には 9 種類ほどの AED がある。しかし、そのどれもが同じようで、子どもでも使える製品にはなっていない。西垣氏は、10 年後の AED はどうあるべきかを考えるべきであり、そのためには発想の転換が必要だと主張した。

その後、アップル社の開発の歴史、開発方法、製品としての優位性、そして、その中でのデザイン思考が多いに役だっていることを紹介した。

さらに、右脳、左脳の役割と活用方法を解説した。また、デザインとアートの相違についても触れた。デザインは共有するもの、アートは一人の脳で、主観で行われる行為だという。アントレプレナーには、思い込み、勘違い能力、アート思考が必要だとも指摘した。

また、医療現場で、血液が飛び散り医療従事者の目に入ることがある。その防止のために眼鏡が必要になる。それもくもらず、軽くて、丈夫なモノが求められる。このような眼鏡を開発することも、西垣氏は行っている。医療、工業、デザインをミックスすることで、新しい発想で医療機器は開発されるのだという。

●新しい構造をつくるNPOの試み

最後に、西垣氏は自身が今、挑戦している NPO について紹介した。その NPO は新しい構造を作ろうとしている。キーコンセプトは、EVA Grapher だ。EVA には命という意味がある。エネルギー・ビジュアルゼーション・アート。命のアートグラファーである。

医療現場には、様々な問題がある。コードがむき出しになっている。コードは踏まれ、断線の恐れがある。手術後に汚染されるが、中には、リユースされるコードもある。明け方 5 時に手術が終了し、2 時間で清掃し、患者さんを迎えいれなければならない。医療機器の開発には関心が寄せられるが、コードは無視されている。また、手術場のコンセントは限られている。大量に消費する医療機器が急増

し、たこ足配線になっている。

NPO では、このような医療現場の写真を撮り、デザイン課題としてピックアップして、視える化する。現場の臨床家に、アートグラファーになって写真を撮ってもらう。その写真は著作権で守る。そのような人たちは、気づく能力がある人たちだ。その人たちに、バイアスを取り除き、アート脳になってもらい、その個々人と直接つながり、開発を行う仕組みを作ろうとしている。適材適所というより、適脳適所を目指す。

西垣氏の講演とワークショップは、内容豊かで、刺激的であった。チャレンジを楽しむ西垣孝行氏の今後に期待したい。

●新しい態勢が紹介された懇親会

講演後に行われた懇親会では、来賓として、厚生労働省医政局 経済課流通指導室長 首席流通指導官　本間敏孝氏、経済産業省 商務情報政策局 商務サービスグループ 医療・福祉機器産業室長 宮原水穂氏、一社）日本医療機器産業連合会 会長 渡部眞也氏が挨拶を行った。

また、総会後に開催された理事会で、新会長に、鈴木輝重氏（アルケア株式会社）が選任され、筆頭副会長には冨木隆夫氏（冨木医療器株式会社）、副会長には松本利光氏（株式会社ムトウ）、笹瀬広之氏（スリーエムジャパン株式会社ヘルスケアカンパニー）、大崎将男氏（オオサキメディカル株式会社）の3氏が選任されたことが報告された。

（文責：編集部）

報道発表

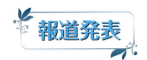

2018年8月1日
日本メドトロニック株式会社

日本メドトロニック TAVI（経カテーテル大動脈弁置換術）用デバイス
「コアバルブ Evolut PRO」の販売を開始

大動脈弁狭窄症患者さんの血行動態改善、弁周囲逆流軽減を実現

日本メドトロニック株式会社（本社：東京都港区、代表取締役社長 トニー セメド）は、大動脈弁狭窄症患者さんを対象としたTAVI（経カテーテル大動脈弁置換術、以下TAVI）用デバイス「コアバルブ Evolut PRO（コアバルブ エボリュートプロ）」（以下、Evolut PRO）の販売を2018年8月1日より開始しました。Evolut PROは、大動脈弁狭窄症患者さんに対する血行動態の改善と、2016年より販売しているEvolut Rの外側にブタ心のう膜のアウタースカートを追加することによる弁周囲逆流（PVL；Paravalvular Leak）の軽減を主な目的として開発され、日本では2018年6月29日に承認されました。

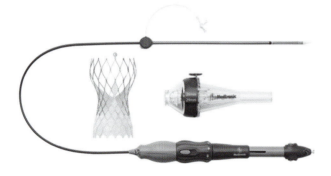

コアバルブ Evolut PRO（医療機器承認番号：23000BZX00196000）

大阪大学医学部附属病院 心臓血管外科 教授 澤 芳樹 医師は、「TAVIの残された課題の1つに弁周囲逆流（PVL）がありますが、TAVIデバイスには本来の役割として良好な血行動態の実現が強く求められています。Evolut PROはEvolut Rの外側にアウタースカートを追加したことにより、既存のEvolut Rと比べても良好な血行動態の確保に加えてPVL抑制の両立も期待できるデバイスであると考えます。アウタースカートは大変薄く、自己拡張型フレームによって拡張が維持され、有効弁口面積をアウタースカートの為に犠牲にすることがありません。特に解剖学的に大動脈基部が小さい方が多い日本の患者さんの治療に貢献するデバイスになり得ると考えています。」と述べています。

湘南鎌倉総合病院 総長 循環器科部長 齋藤 滋医師は、「Evolut PROは、従来のコアバルブシリーズの特長であるニチノール製自己拡張型フレームが、患者さんの自己弁輪とアウタースカートのシーリング（密着）を強化します。一方で生体弁のアウタースカートとインナースカートの間には新生内膜が形成され、さらなるシーリング（密着）が得られる可能性があります。Evolut PROの登場は大動脈弁狭窄症患者さんに対する治療に寄与するでしょう。」と述べています。

【製品の特長】

① 弁周囲逆流（PVL）の軽減

Evolut PROの外側にブタ心のう膜のアウタースカートが追加されたことにより、治療後30日時点の弁周囲逆流（PVL）について中等度以上の発現率の軽減が報告されています。[1]

② Evolut Rの特長と実績を継承

ニチノール製自己拡張型フレーム、自己弁輪固有の形状に影響されることなく生体弁の弁尖部分で真円を描きやすく、広い

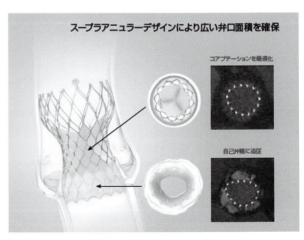

図1 スープラアニュラー生体弁
患者さんご自身の大動脈弁の位置よりも高い位置（スープラアニュラーポジション）にて機能するため、より広い弁口面積を確保することができ、よりスムーズな血流の再現と血行動態の改善に繋がります。

弁口面積と適切なコアプテーション（弁尖の接合）を確保できるスープラアニュラー生体弁（図1）、リキャプチャー（再収納）機能を搭載したデリバリーカテーテルシステム、細い血管にも挿入可能なローププロファイルなど、従来の Evolut R で実績を積み重ねてきた特長を引き継いでいます。海外での臨床試験の結果、治療後 30 日時点における有効弁口面積 2.0㎠、平均圧較差 6.4mmHg と、血行動態の改善が示唆されています。[1]

③ 細い血管の患者さんに対応

Evolut PRO はデリバリーカテーテルシステムを通じて留置され、適応のある最小血管径は 5.5mm 以上です。InLine（インライン）シースと呼ばれる一体型のイントロデューサシースを用いることにより、細い血管にも挿入可能なローププロファイルを実現し、血管径の小さい患者さんに対しても経大腿動脈による TAVI 治療を提供可能にします。日本では、患者さんのサイズに適した生体弁サイズ（23mm、26mm、29mm）の選択が可能です。

メドトロニックは、第一線の臨床医、研究者や科学者と連携し、心血管疾患及び不整脈等のインターベンションや外科手術における革新的技術を幅広く提供しています。メドトロニックは、世界各地の患者さんと医療従事者に臨床的、経済的価値をお届けできる製品とサービスを提供すべく、努力を続けています。

【大動脈弁狭窄症について】

心臓弁膜症のひとつで、心臓の中にある弁のうち、酸素を含んだ血液を全身へと送り出すのに重要な役割を果たす大動脈弁が、加齢や動脈硬化によって変化が起きて硬くなり、十分に開かなくなる病気です。重症になると胸が痛くなる（胸痛）や息切れ、動悸、むくみなどの心不全の症状や失神などの症状が発現し、症状が進行すると突然死に至る場合もあります。

薬による内科的な治療では病気の進行を抑えることしかできないため、重症になると外科的治療が必要となります。日本における大動脈弁狭窄症を含む心臓弁膜症の潜在患者数は、推定200～300万人といわれています。[※]

[※] 米国の弁膜症有病率 [2] を日本の 18 歳以上の人口にあてはめて算出

【TAVI（経カテーテル大動脈弁置換術）とは】

TAVI は、胸を開かず、心臓が動いている状態で、カテーテルを使って人工弁を患者さんの心臓に留置する新しい治療法です。この治療は、心臓の弁が上手く機能せず、息切れなどの症状が出る心臓弁膜症を患っており、高齢や合併症などの原因により外科的治療が不可能な患者さんに対する新しい選択肢となります。

【メドトロニックについて】

Medtronic plc（www.medtronic.com）は、アイルランドのダブリンに本社があり、世界中の人々の痛みをやわらげ、健康を回復し、生命を延ばすことを目指した医療技術、サービス、ソリューションを提供するグローバルリーダーです。全世界で 8 万 4,000 人を超える従業員を擁し、約 160 ヵ国の医師の方々や病院、そして患者さんに貢献しています。世界中のパートナーの皆様と力を合わせて、さらなる医療の発展に取り組んでいます。

【日本メドトロニック株式会社
（Medtronic Japan Co., Ltd.）について】

日本メドトロニックは 1975 年の設立以来 40 年以上にわたり、生体工学技術を応用し、慢性疾患をお持ちの方々の痛みをやわらげ、健康を回復し、生命を延ばす医療機器を通して人類の福祉に貢献することを目指しています。メドトロニックが提供する先端医療技術は、心臓疾患をはじめ、パーキンソン病、糖尿病、脊椎疾患、脳疾患、慢性的な痛みなど慢性疾患を広くカバーしています。

Web サイト http://www.medtronic.co.jp

■本件に関するお問い合わせ
●日本メドトロニック株式会社
　　　　広報グループ 担当：市丸
●電話：03-6776-0002(広報代表)
　Email: rs.japanprcom@medtronic.com

なお、将来の業績見通しに関わるすべての記述は、メドトロニックが米国証券取引委員会に提出する定期報告書に記載されているようなリスクや不確定要素の影響を受ける場合があります。実際の業績は予想と著しく異なる可能性があります。

---

[1] Williams. ACC 2018
[2] Nkomo, et al., Burden of valvular heart diseases: a population-based study. Lancet. 2006; 368: 1005-101

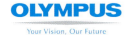

2018年8月28日
オリンパス株式会社

アクセス性・挿入性の向上により気管支領域の診断精度向上に貢献

超音波気管支ファイバービデオスコープ「BF-UC290F」を発売

　オリンパス株式会社（社長：笹　宏行）は、肺がんのリンパ節転移の確定診断を行うための「超音波気管支鏡ガイド下針生検（EBUS-TBNA）」手技を実現する超音波気管支ファイバービデオスコープ「BF-UC290F」を2018年8月28日から国内で発売します。

　本製品は、「超音波気管支鏡ガイド下針生検（以下、EBUS-TBNA）」を行う際に使用するスコープです。EBUS-TBNAは、超音波画像上でリンパ節を確認しながら専用の針を刺して検体を採取する手技です。採取した検体を病理診断することで肺がんの転移等が確認でき、確定診断方法のスタンダードになりつつあります。

　今回発売する「BF-UC290F」は、従来機に比べリンパ節へのアクセス性、スコープの挿入性向上を実現し、EBUS-TBNAの診断精度の向上をサポートします。

● 発売の概要

販売名	発売予定日
EVIS EUS 超音波気管支ファイバービデオスコープ OLYMPUS BF-UC290F	2018年8月28日

● 主な特長
1. スコープ先端部の小型化、湾曲角度アップにより、リンパ節へのアクセス性の向上をサポート
2. 視野方向の改善、先端部外径の小型化により、スコープの挿入性向上に貢献
3. 従来機に比べ高画質な内視鏡画像を実現

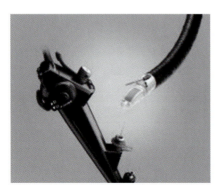

超音波気管支ファイバービデオスコープ
「BF-UC290F」

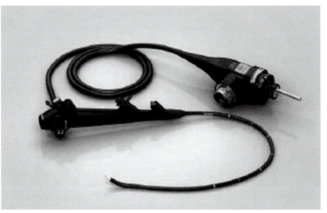

製造販売元はオリンパスメディカルシステムズ㈱です。

[参考資料]

●開発の背景

　肺がんは国内がん死亡原因の第1位で、近年増加傾向にあります。肺がんのリンパ節転移の確定診断は、その治療方針の決定に重要な役割を果たします。低侵襲でより確実な確定診断の方法として2002年にEBUS-TBNAが開発され、2008年に保険収載され現在に至るまで、当社の超音波気管支ファイバービデオスコープは本手技の普及、定着に寄与してきました。

　EBUS-TBNAは対象となるリンパ節に専用の針を刺して検体を採取する超音波ファイバービデオスコープを用いた手技ですが、超音波ファイバービデオスコープは通常の内視鏡と比べスコープの挿入がしづらいとされており、部位によってはリンパ節へのアクセスが困難な場合があります。

　今回発売する「BF-UC290F」は、従来機に比べスコープの挿入性とリンパ節へのアクセス性の向上を実現させたことにより、EBUS-TBNAによる診断精度の向上を目指します。

●主な特長の詳細

1. スコープ先端部の小型化、湾曲角度アップにより、リンパ節へのアクセス性の向上をサポート

　スコープ先端部の外径が従来機に比べ0.3mm細くなり、さらに先端についている超音波振動子部も小さくなりました。また、湾曲角度が従来の120°から160°にアップし、針を挿入した状態でもスコープの大きな湾曲をキープすることができます。これらにより、従来アプローチが困難であった縦隔リンパ節（4L）や肺門リンパ節（10R）へのスムーズなアクセスに貢献します。

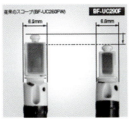
先端部小型化

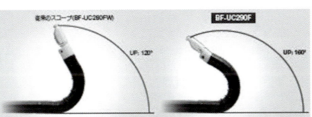
湾曲角度アップ

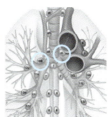
縦隔リンパ節（4L）
肺門リンパ節（10R）

2. 視野方向の改善、先端部の小型化により、スコープの挿入性向上に貢献

　内視鏡画像の視野方向が、従来機はやや上向き（35°前方斜視）だったのに対し、BF-UC290Fはより真っ直ぐ（20°前方斜視）に近づきました。これにより、気管支内でのスコープの位置や先端の向きが把握しやすくなり挿入性が向上し、先端部が小型化したことも併せて術者のストレス軽減や患者の苦痛軽減に寄与します。

3. 従来機に比べ高画質な内視鏡画像を実現

　従来機からイメージガイドの本数を増やしたことで、画質の向上に寄与しています。

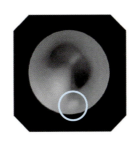
BF-UC260FW

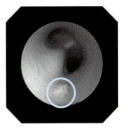
BF-UC290F

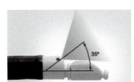
BF-UC260FW

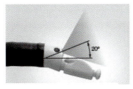
BF-UC290F

視野角の改善

■本件に関するお問い合わせ
● 内視鏡お客様相談センター　TEL：0120-41-7149
● ホームページ　　　　　　：http://www.olympus.co.jp

本リリースに掲載されている社名及び製品名は各社の商標または登録商標です。

Edwards

2018年9月4日
エドワーズライフサイエンス株式会社

活動的な毎日をより長く、最大限に楽しみたい、
幅広い世代の患者さんのニーズに応えた「レジリエント」な生体弁を新発売
新しい石灰化抑制処理で耐久性向上を目指した「インスピリスRESILIA 大動脈弁」

心臓弁膜症や血行動態モニタリングを中心とした医療技術を提供するメーカーの日本法人、エドワーズライフサイエンス株式会社（東京都新宿区、代表取締役会長：ケイミン・ワング、以下エドワーズ）は、保険償還を経て2018年9月1日より、大動脈弁治療用の人工弁「インスピリス RESILIA 大動脈弁」（以下インスピリス）を、全国の医療機関に向けて発売しました。

本製品は、心臓弁膜症[※1]のひとつである、大動脈弁狭窄症の治療に使用される人工弁（生体弁）です。機能しなくなった患者さんの大動脈弁の代わりとして開胸手術で縫い付けられ、患者さんの心臓の正常な機能を回復します。

大動脈弁は心臓に4つある弁のうち、肺で酸素化した血液を心臓から全身へと送り出す出口にあたる重要な役割を担う弁です。近年は高齢化にともない、大動脈弁狭窄症の治療件数は増加傾向にあります。加えて日本では生体弁を使用する目安は65歳以上とされますが、65歳未満でも、リスクとベネフィットを話し合ったうえであれば生体弁を使用することも推奨されており[※2]、生体弁使用率が年々高まっています（次ページグラフ参照）。

平均寿命の延伸により、治療後も患者さんがより長く、すこやかな日常生活を楽しめるよう、治療に使用される生体弁に対しては、耐久性向上や進化への大きな期待とニーズがあります。

インスピリスは、そのニーズに応えた「レジリエント[※3]」な生体弁です。

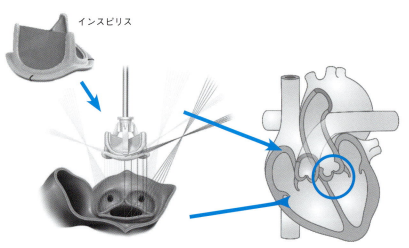

インスピリス

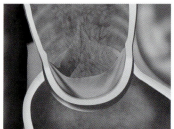

正常な大動脈弁

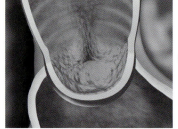

狭窄した大動脈

機能しなくなった患者さんの弁を、手術によって切り取り、代わりに人工弁を縫い付ける

「インスピリス」の特長

■ さらなる生体弁の耐久性向上を目指した、新しい石灰化抑制処理技術を採用

生体弁は経年によって、弁尖部分（弁の生体組織部分）にカルシウムが沈着して石灰化が起こり、再手術が必要になることがあります。石灰化につながる要因のひとつが、弁尖の組織上の不安定なアルデヒドで、それとカルシウムが結合することにより、石灰化が起こります。これまでの生体弁は、グルタルアルデヒドに浸して保管することで、弁尖がアルデヒドにさらされていました。インスピリスは、薬液保管を不要としたことでこれを防ぎ、弁尖にキャッピング処理とグリセリン処理を施すことでカルシウム沈着をブロックし、石灰化を抑制します（次ページ図参照）。

■ 現時点では生体弁で唯一の、薬液保管が不要

生体弁は、グルタルアルデヒドなどの薬液に浸した状態で保管されており、手術の直前に手術室内で複数回洗浄し、使用する必要があります。しかしインスピリスは生体弁としては初めて、薬液保存が不要となったため、パッケージを開くとただち

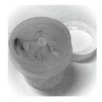
例：従来の生体弁の薬液保管イメージ

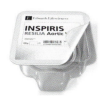
インスピリスは薬液保存が不要で、パッケージ開封後、ただちに使用可能
※イメージのため、実際の販売セット内容とは異なります。

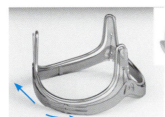

インスピリスはフレームが左右に拡がる。

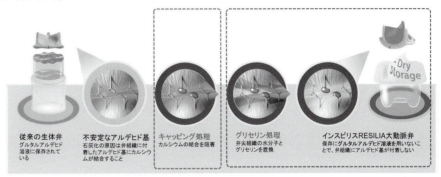
新しい石灰化抑制処理によって、より耐久性を向上

に使用することができます。さらにグリセリン処理によって、水分がない状態でも弁尖組織をより柔軟に保つことが可能なため、患者さんの心臓内にインプラント後、すぐに弁としての機能を発揮します。また従来は必要だった、使用後のグルタルアルデヒド溶液の廃棄の手間もなくなります。

■ 現時点では生体弁で唯一の、フレーム拡大機能を実装

インスピリスは、フレームが拡大する機能を持っています。

■ 大動脈弁狭窄症とは

心臓弁膜症のひとつで、心臓の4つの弁のうち大動脈弁に動脈硬化と同様の変化が起きて固くなり、開きにくくなる病気です。特に高齢者に多く、日本における60歳以上の大動脈弁狭窄症の潜在患者数は約284万人、うち重症の患者数は約56万人[※4]といわれています。大動脈弁狭窄症は薬では根治しないため、手術等による治療が必要です。

大動脈弁狭窄症は進行性の疾患で、動悸やはげしい息切れ、極度の疲れやすさ、重症になるとズーンという胸痛や失神などの症状が出ます。一方で弁膜症の症状は、加齢による体力低下と似たところがあるため、「年をとったせいだ」と思い込み、受診と適切な治療を受ける機会を逃している患者さんが多くいると考えられています。

患者さんの生活の質を著しく低下させる大動脈弁狭窄症は、放置すると弁だけの病気から心臓全体の病気へと広がってしまい、結果として心不全などを引き起こすことにつながるので、適切な時期に適切な治療を受けることが重要とされています。

■ 増加する大動脈弁手術件数と、生体弁の使用率

大動脈弁の手術件数は増加傾向にあり、10年で2倍に増加しています。

また大動脈弁狭窄症治療では、通常は金属でできた機械弁、またはブタの弁やウシの心膜などでできた生体弁を使用しま

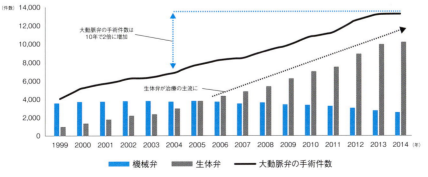

※Annual report by The Japanese Association for Thoracic Surgery. 掲載のデータより当社が作成

図　生体弁の使用率

す。機械弁は原則として一生使用できますが、生涯にわたり血液を固まりにくくする薬を服用する必要があります。一方、生体弁は薬を服用する必要はないものの、15年〜25年ほどで再手術が必要となることがあります。なお近年は、より活動的な生活を維持するために、生体弁を選択する患者さんが増えています。

インスピリスについて、東京医科歯科大学大学院・医歯学総合研究科・心臓血管外科学教授の荒井裕国先生は、次のように述べています。

「インスピリスは、これまでにない、まったく新しい生体弁です。新しい石灰化抑制処理により、生体弁の耐久性向上が期待できる点は高く評価しています。

平均寿命が延伸する中、弁置換を経て、より長生きをされる患者さんが増えています。再手術までの時間をできるだけ長く保てることは、患者さんにとって大変重要です。

また、薬液保存が不要になったことは、私たち医療従事者にとっての安全に貢献することに加えて、何より手術における手間がひとつ減り、患者さんの心臓を止めている時間を数分短くすることができます。患者さんの心臓を止める時間は1分でも短いほうが望ましく、患者さんの安全にとって非常に大きな意味を持ちます。」

またインスピリス発売にあたり、当社代表取締役会長のケイミン・ワングは次のように述べています。

「心臓弁膜症は、年を取れば誰もが罹りうる疾患です。エドワーズは、心臓弁膜症治療技術を世界的にリードする企業として、この分野にフォーカスし、あらゆる弁膜症治療に対応するための技術開発に努めています。開胸せずに生体弁を患者さんに留置する、経カテーテル大動脈弁治療TAVI（タビ）もその一つです。このたび、最先端の技術を駆使した外科用の生体弁を患者さんにお届けできることは、大きな喜びです。私たちは革新的な医療技術を通じて医療従事者を支え、患者さんが健やかな日常生活を取り戻す一助となることを使命とし、取り組みを続けてまいります。」

販売名：インスピリス RESILIA 大動脈弁
承認番号：22900BZX00053
サイズ：19mm、21mm、23mm、25mm、27mm、29mm
素材：コバルト・クロム・ニッケル合金、ポリエステル布
保険償還価格：984,000円

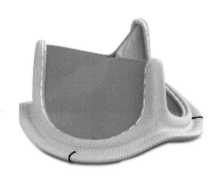

インスピリス RESILIA 大動脈弁

■ エドワーズライフサイエンスについて
（https://www.edwards.com/jp/）
カリフォルニア州アーバインに拠点を置くエドワーズライフサイエンスは、構造的心疾患とクリティカルケアモニタリングに関する患者さんのためのイノベーションをリードする企業です。臨床医と共に医療のアンメットニーズを充たし、患者さんの健康に貢献することを目指しています。

■医療機関からのお問合
●エドワーズライフサイエンス株式会社　CVS事業部　電話：03-6894-0510

※1 心臓弁膜症とは：心臓にある弁に障害が起き、本来の役割を果たせなくなった状態。弁の開きが悪くなり血流が妨げられる「狭窄」と、弁の閉じ方が不完全となり血液が逆の方向に流れる「逆流」があります。弁膜症は自然に治ることはないため、進行すると外科治療が行われます。
　　参考：心臓弁膜症サイト（http://www.benmakusho.jp/）
※2 弁膜疾患の非薬物治療に関するガイドライン（2012年改訂版）- 日本循環器学会
※3 レジリエントとは：Resilient, しなやかな・強靭な・耐久性のある、の意味。
※4 De Sciscio P., et al. Quantifying the shift toward transcatheter aortic valve replacement in low-risk patients. Circ Cardiovasc Qual Outcomes.2017;10:e003287.

2018年9月5日
アボットジャパン

アボット、糖尿病患者に血糖変動の「見える化」の重要性を啓発する「血糖トレンドキャンペーン」を開始
～血糖トレンド（変動）を「見える化」することにより、血糖管理の改善に貢献～

2018年9月5日—アボット ジャパン株式会社（本社：東京都港区 代表取締役社長 天野総太郎、以下、アボット）は本日、血糖トレンドのコンセプトや夜間低血糖を含めた無自覚性低血糖リスク軽減の重要性を糖尿病患者に啓発する「血糖トレンドキャンペーン」を開始いたしましたので、お知らせいたします。

現在、日本における糖尿病有病者数[※]は1,000万人を超えるといわれています[※1]。糖尿病患者は高血糖および低血糖の発現時間を短縮するために、血糖値を慎重に管理する必要があります。良好なグルコースコントロールは、糖尿病の合併症の発症や進行を抑制するために不可欠であり、日々の生活での血糖変動を抑えることが、糖尿病患者がより健康的・活動的な生活を送る上で非常に重要です。

「血糖トレンド」とは糖尿病の管理における新しい概念です。睡眠時も含め24時間連続でグルコース値を測定する技術により、患者や医師が血糖トレンド（変動）を「見える化」できるようになりました。従来の血糖測定では、測定時の値しか分かりませんでしたが、血糖トレンドの「見える化」は、血糖の変動や推移を線で表示するため、血糖コントロール状況の全体像や傾向を容易に把握することができます。血糖トレンドが「見える化」されることで、糖尿病患者は無自覚性低血糖や高血糖の発現を把握することができ、それを基に医療従事者はより良い治療判断を下すことができるようになります。

血糖トレンドに関連する日本で利用可能なグルコース測定テクノロジーは、疾患管理において実用的な情報を提供するため、糖尿病患者がより有意義な行動をとることができるようになります。血糖トレンドを測定できるテクノロジーを活用した250,000人を超える世界中の患者データによると、血糖トレンドを活用している患者は、低血糖の発現時間が短く、血糖変動の幅が小さく、HbA1cが低下するなど、糖尿病をより適切に管理していることが分かりました[※2]。

血糖トレンドキャペーンは9月8日より、読売新聞の紙面広告や、デジタル広告で展開されます。本キャンペーンは、血糖トレンドのコンセプトに加え、夜間低血糖を含めた無自覚性低血糖リスク軽減の重要性を啓発するもです。

弊社のダイアベティスケグローバルメディカ＆サイエンテフックアェズ バイスプレジデントマムート・カズミは、「アボットは、革新的なヘルスケアテクノロジーの提供を通じて、糖尿病患者さんがより健康的で活動的な生活を送れるよう尽力しています。血糖トレンドの重要性を患者さんに啓発することで、患者さんのより良いグルコースコントロールや疾患管理に貢献できると確信しています。」と話しています。

＜血糖トレンドキャンペーンの概要＞

血糖トレンドキャンペーンは、血糖トレンドのコンセプト、および夜間低血糖を含む無自覚性低血糖リスク軽減の重要性を糖尿病患者さんに啓発することを目的に、新聞広告やデジタル広告を展開します。

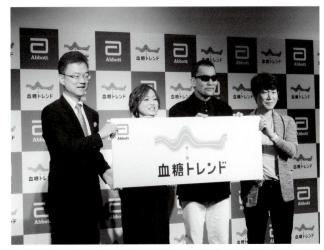

アボット メディアイベント 左から木村那智先生（ソレイユ千種クリニック院長）、大神いずみ氏、蝶野正洋氏、こうちゃんさん（幸せ料理研究家）

[※] HbA1c ≧ 6.1% またはインスリン／血糖降下薬使用者
[※1] 2016年国民健康・栄養調査、厚生労働省
[※2] Jangam, Sujit et al. Glucose Variability and Flash Glucose Monitoring in the Real World. Presented at the American Diabetes Association 78th Scientific Sessions. https://plan.core-apps.com/tristar_ada18/abstract/5188446740e191fd289345d56a7a6d8e

■アボットについて
　アボットは、健康の力を通して人々が最高の人生を送ることができるよう注力するグローバルヘルスケア企業です。125年以上にわたり、栄養剤、診断薬・機器、医療機器およびブランドジェネリック医薬品分野で、人生のあらゆるステージにおいて、健康が持つ可能性を実現するため、新たな製品・技術を提供してまいりました。現在、世界150カ国以上、約99,000人の社員が、人々が健康で長く充実した人生を送ることができるよう活動しています。

アボット（www.abbott.com）、アボット ジャパン（www.abbott.co.jp）、アボットダイアベティスケア（http://jp.abbott-diabetescare.com）、フェイスブック（www.facebook.com/Abbott）、ツイッター（@AbbottNews @AbbottGlobal）も合わせてご参照ください。

■本件に関するお問い合わせ先
●アボット ジャパン広報部
　TEL：03-4555-1002　Public_Affairs_Japan@abbott.com
●血糖トレンドキャンペーンに関するお問い合わせ
　担当：鈴木・長澤
　TEL：03-5561-2915　abbott@cosmopr.co.jp

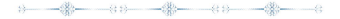

PHILIPS

2018年9月25日
㈱フィリップス・ジャパン

2018欧州心臓病学会（ESC）、心筋血行再建ガイドラインにてiFRを最高レベルに推奨

　株式会社フィリップス・ジャパン（本社：東京都港区、代表取締役社長：堤 浩幸、以下 フィリップス）は「2025年までに30億の人々の生活を向上させる」をビジョンに掲げ、健康な生活、予防、診断、治療、ホームケアにいたるヘルスケア・プロセスのすべてにイニシアティブを持ち「もっと健やかな未来へ」をコンセプトとして、すべての人の健康に貢献していきたいと努めております。

　2018年8月28日、ヘルステクノロジーのグローバルリーダーであるロイヤル フィリップス（NYSE：PHG、AEX：PHIA）は、欧州心臓病学会（ESC）がiFRを最新版の心筋血行再建ガイドラインに採用したことを発表しました。新しいガイドラインは、冠動脈病変の血行動態への関連を評価するためにiFRを測定することをFFRと並んで最高レベル（クラスⅠ エビデンスレベル A）で推奨しています。2017年、これまでに発表された最大規模の多施設無作為化試験であるDEFINE - FLAIRスタディとiFR Swedeheartスタディにおいて、iFRガイドの冠血行再建がFFRガイドの冠血行再建に対して非劣

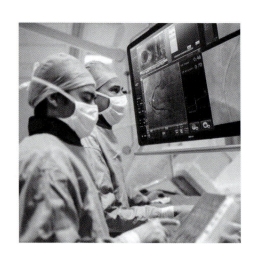

性であることを証明しました。iFRは、フィリップス独自の血管内圧による革新的な指標であり、血管拡張剤を使用せずに冠動脈狭窄の生理学的評価を行い、患者さん一人ひとりに合った治療法を特定することができます。

フィリップスのイメージガイドセラピー（IGT）ビジネスリーダーの Bert van Meurs は、次のように述べています。「この度、iFR が ESC の心筋血行再建ガイドラインに採用されたことを歓迎します。

DEFINE‐FLAIR スタディと iFR Swedeheart スタディによって、iFR の臨床面の検証が行われました。これにより、iFR ガイドの冠血行再建が FFR ガイドの冠血行再建と比較して、患者さんの生命予後に関して非劣性であることが示されました。それに加えて iFR は、費用対効果が高く、冠動脈疾患の治療を受ける患者さんの負担が軽減されます。フィリップスは、イメージガイドセラピーのリーダーとして、それぞれの患者さんに合った適切な治療を特定するソリューションを提供し、生命予後の向上に貢献します。」

■ 患者さんごとにカスタマイズされたケア

虚血性心疾患は、世界中で身体障害や死亡の最大の原因となっており、多大な経済コストが生じています。2015 年に心血管疾患で亡くなった 1,770 万人のうち、740 万人が冠動脈疾患で死亡しています[※1]。フィリップスは、FFR の代替法として、2013 年に欧州で、2014 年に米国で iFR を測定するソフトウェアの提供を開始しました。それ以来、iFR は冠動脈病変の虚血の評価方法として広く使用されています。この診断技術は、機能的評価を行うだけでなく、患者さんの不快感を 90% 軽減し、患者さん 1 人当たりの年間コストを約 10% 低減し、手技時間を 10% 短縮します。

■ シームレスな心血管ケアエコシステムの構築

運用コストを抑えつつ、質の高いケアを提供することに対する医療関係者の意識が高まっています。フィリップスは、このニーズを認識し、医療関係者が心血管疾患患者さんの診断とケアを改善できるよう、総合的な製品およびソリューションのポートフォリオを開発しています。フィリップスは、引き続き革新的なケアとおよび経路管理を通じて、治療と生命予後を改善し、データ収集を簡略化し、コストを削減し、患者ケアを向上させるような心血管ケアエコシステムを構築してまいります。

■ フィリップスについて

1891 年オランダで創業し、ビジネスモデル変革と長い歴史の中で培った技術と知見を生かしながら、健康な生活、予防、診断、治療、ホームケアという「一連のヘルスケアプロセス」においてイノベーションを実現してきたヘルスケア・カンパニーです。フィリップス・ジャパン（旧フィリップスエレクトロニクス ジャパン）は、超高齢者社会を迎える日本の健康と医療の問題に貢献したいと、2017 年 10 月 1 日より社名を変更し、ヘルステ

ックカンパニーとして、ヘルスケア分野の変革に取り組んでいます。今後、「病院」というプロフェッショナルな分野におけるフィリップスの先進医療機器と、パーソナルヘルスと呼ばれるオーラルヘルスケア（電動歯ブラシ）、AED、在宅呼吸器などがクラウド上で繋がり、デジタルプラットフォーム上でビッグデータが解析されることで、総合的な医療、リアルタイム分析、付加価値サービスが可能になります。これにより、人々の健康な生活、予防、診断、治療、ホームケアという「一連のヘルスケアプロセス」において、革新的な医療ソリューションを提供し、医療従事者の皆様、患者様だけでなく、すべての人々の健康な生活への貢献を目指しています。
（https://www.philips.co.jp）

■ ロイヤル フィリップスについて

ロイヤル フィリップス（NYSE:PHG, AEX:PHI）は、人々の健康の向上にテクノロジーで貢献するヘルステック分野のリーディングカンパニーです。健康な生活、予防、診断、治療、ホームケアという一連のヘルスケアプロセスを通じて、先進的なテクノロジーと、医療従事者および消費者のインサイトを基に、人々の健康を改善し良好な結果をもたらすための包括的なソリューションを提供しています。

主な事業領域は、画像診断、画像誘導治療、生体情報モニター、ヘルスインフォマティックスのみならず、パーソナルヘルスや在宅医療まで、さまざまな領域に渡ります。フィリップス ヘルステック事業の 2016 年の売上高は 174 億ユーロ、オランダを拠点に全世界に 71,000 人の従業員を擁し、世界 100 ヵ国以上でビジネスを展開しています。

■本件に関するお問い合わせ先
●株式会社フィリップス・ジャパン
　ブランド コミュニケーション部
　TEL: 03-3740-5896

フィリップスと iFR の詳細については、こちらからご覧ください。
[※1] 心血管疾患（CVD）。（日付不明）。
　http://www.who.int/news-room/fact-sheets/detail/cardiovascular-diseases-(cvds) から取得。

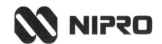

2018年9月26日
ニプロ㈱

「ニプロ健康宣言」制定のお知らせ

ニプロ株式会社（本社：大阪市北区、代表取締役社長：佐野嘉彦）は、以下の通り「ニプロ健康宣言」を制定いたしました。
社員の健康維持・増進を図り、全社一丸となって世界の人々の健康寿命延伸に貢献してまいります。

【健康宣言】

ニプロは「世界の人々の健康を支え、社会に貢献する」という経営理念を実現するため、社員一人一人の心身の健康がとても重要であると考えます。医療を支える企業として、これからも世界の人々の健康に貢献するとともに、より健康に、意欲を持って働くことのできる職場環境作りに努めることを宣言します。

【スローガン】

〜君の元気は 僕の元気さ〜

【重点施策】

1. 喫煙対策
 ・喫煙率低減の目標設定・実行
 ・禁煙外来補助の創設・運用
 ・事業所内完全禁煙もしくは完全分煙化

2. メンタルヘルス対策
 ・ストレスチェック実施結果を通じた職場環境の改善
 ・社員へのメンタルヘルス教育の実施
 ・産業医によるメンタルケアシステムの確立
 ・ハラスメントの撲滅

3. 働き方改革
 ・有給休暇取得の奨励
 ・育児休業取得の奨励
 ・社内保育所の設立・運用
 ・長時間労働防止策の策定・運用
 ・仕事と介護の両立支援

4. 職場活性活動の推進
 ・フィッシュ哲学を通じた職場コミュニケーションの活性化
 ・レクリエーション（スポーツ大会、社員旅行など）を通じた全社的交流の更なる推進
 ・ニプロ健康アプリを活用した自己の健康管理意識の向上（健康の維持・増進および疾病の予防）

■本件に関するお問い合わせ先
●ニプロ株式会社 広報担当 TEL 06-6375-6700

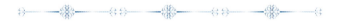

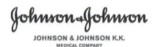

2018年9月26日
ジョンソン・エンド・ジョンソン株式会社
メディカル カンパニー

高齢化社会で患者数が増加傾向にある大腿骨頚部骨折治療における骨接合材料「Femoral Neck System」全国展開
〜低侵襲性とシンプルな手術手技に着目〜

ジョンソン・エンド・ジョンソン株式会社メディカル カンパニー（本社：東京都千代田区、代表取締役プレジデント：玉井孝直）デピューシンセス事業本部トラウマ＆ジョイント事業部は、大腿骨頚部骨折治療における骨接合材料「Femoral Neck System」の販売を3月1日より開始し、全国展開を進めております。

本製品は、海外で開発され、大腿骨頚部骨折の整復固定を目的とする体内固定用コンプレッションヒッププレートで、固定性、器械のシンプルさと低侵襲性に着目したものです。本製品によって、オペ室における効率性の改善と、患者さんのQOL向上が期待できます。

【大腿骨頚部骨折と治療の状況】

　近年の高齢化により、大腿骨近位部骨折患者は2012年時点で約17万5700人※と、年々増加傾向にあります。大腿骨近位部が骨折すると歩行能力が損なわれることから、多くは手術的治療が必要となり、特に大腿骨頚部骨折においては、骨接合術か人工物置換の治療法がなされます。

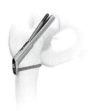

　患者さんの年齢や生活背景、また骨折の複雑性によって医師により治療方針が総合的に判断されますが、骨接合術ではスクリューを複数本骨頭に挿入して固定を得る「マルチプルピンニング法」と、骨頭にスクリューを挿入し、プレートで固定する「スライディングヒップスクリュー法」、という大きく2つの手技が存在します。それぞれ確立された手術方法ではありますが、固定性の問題や手技の煩雑さ、侵襲性といった課題が残されています。

【製品特徴】

　「Femoral Neck System」は、大腿骨頚部骨折治療において重要な固定力、低侵襲性、さらに器械のシンプルさに着目して開発された製品です。ネックボルトとロッキングスクリューの使用が可能なFNSプレートが組み合わさることで得られる角度安定性、さらにFNSアンチローテーションスクリューによる回旋安定性をあわせもったインプラントデザインです。また、専用器械を使用することで小さな皮切でもインプラント設置を可能としています。さらに、少ない手術器械点数でシンプルなサージカルステップを実現し、オペ室における効率性の改善が期待できます。

【県立西宮病院 整形外科部長 正田悦朗先生によるコメント】

　近年の高齢化を背景に大腿骨頚部骨折の患者数は増加し続けています。大腿骨頚部骨折は、症例によっては骨接合術が行なわれますが、偽関節や骨頭壊死など合併症が多く発生し、治療に難渋する事があります。Femoral Neck System は、器械をシンプルにデザインすることで使いやすく、また高い固定性を目指したユニークなインプラントデザインになっています。頚部骨折の骨接合に有効な製品となることを期待しています。

【製品概要】

製品名：Femoral Neck System
販売名：フェモラルネックシステム（滅菌）
承認番号：22900BZX00407000
用途：大腿骨頚部骨折の整復固定
発売日：2018年3月1日
製造販売元：ジョンソン・エンド・ジョンソン株式会社
住所：東京都千代田区西神田3丁目5番2号

【整形外科領域のトータルケアブランドとしての、多職種連携アプローチ】

　大腿骨頚部骨折は、歩行に大きく影響する骨折であるため、患者さんのQOL（生活の質）や生存率の低下、家族の介護負担が問題となっています。さらに、早期の手術により、ADL（日常生活動作）の低下を抑制できることから、海外のガイドラインでも骨折後24時間から48時間以内の手術が推奨されています。

　一方、日本では、患者の既往症や手術室の確保といった様々な問題から、早期手術が困難な場合も多く、手術待機期間中に全身状態の悪化や肺炎といった合併症が生じることも少なくなく、手術後の身体機能の回復にも悪影響を及ぼすとされています。そのため、整形外科だけでなく、他科の医師、薬剤師、看護師などの多職種にわたるチームアプローチ（多職種連携）による早期手術が重要となります。

　四肢や骨盤の骨折に用いられる骨接合材料、変形性関節症・関節リウマチなどの疾患に対する人工関節など、様々な整形外科領域の医療機器を取り扱う、弊社デピューシンセス事業本部では、医療従事者向けの多職種連携に関するセミナーなどの啓発活動を実施しています。本製品により、これまでの領域に加え、大腿骨頚部骨折治療領域をカバーすることができ、幅広い整形外科領域を網羅するトータルケアブランドとして、多職種連携へのアプローチをよりいっそう推進してまいります。

※ Hip fracture incidence in Japan: Estimates of new patients in 2012 and 25-year trends

【ジョンソン・エンド・ジョンソン メディカル カンパニーについて】

ジョンソン・エンド・ジョンソン メディカル カンパニーは、より多くの患者さんに貢献し、より多くのいのちを救うことをその使命としています。100年以上に渡り、先進的な治療を提供し続けてきた歴史を持つ同社は、外科手術技術や整形外科、心臓血管などの数多くの診療科において圧倒的に幅広い製品群やサービス、プログラム、研究開発を提供・実施し、世界中の医療制度に臨床的および経済的価値をもたらすソリューションを提供しています。

【デピューシンセスについて】

ジョンソン・エンド・ジョンソン メディカル カンパニーの事業部門であるデピューシンセスは、世界で最も包括的な整形外科手術領域におけるポートフォリオを提供します。関節再建や外傷、頭蓋顎顔面、脊椎脊髄手術およびスポーツ医学診療領域を含むソリューションを提供し、世界中の医療制度に臨床的および経済的価値をもたらすと同時に、患者に対してより効果的なケアを提供することを目標としています。

【ジョンソン・エンド・ジョンソンについて】

私たちジョンソン・エンド・ジョンソンは、健康こそが豊かな人生の基盤であり、地域社会の繁栄と、発展を促す原動力であると考えています。この信念に基づき、130年を超える長きにわたり、私たちはすべての世代の、人生のあらゆる段階の人々の健康を支えてきました。今日、世界最大級で広範な拠点を有するヘルスケア企業としての強みを最大限に活かし、世界中の誰もが、どこにいても、心身の健康と健全な環境を享受することができるよう、私たちは適正な価格でヘルスケアにアクセスできる、より健全な社会の実現に向けて努力しています。ジョンソン・エンド・ジョンソンは、私たちのこころと科学の力、画期的な発想力を融合させ、ヘルスケアを飛躍的に進化させるべく取り組んでいます。

■本件に関するお問い合わせ先
●ジョンソン・エンド・ジョンソン株式会社　メディカル カンパニー
コミュニケーション & パブリックアフェアーズ 井上敦子
TEL：03-4411-7155　　E-mail: ainoue5@its.jnj.com

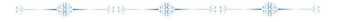

2018年10月11日
サクラファインテックジャパン株式会社

日々の病理標本作製をサポートする
包埋ブロック作製装置「ティシュー・テック® TEC 6」新発売

病理検査機器・器材のトータルサプライヤー、サクラファインテックジャパン株式会社（本社：東京都中央区、代表取締役会長兼社長：石塚悟）は、パラフィン包埋ブロック作製装置「ティシュー・テック® TEC 6」※（以下、TEC 6）を10月26日に発売いたします。

がん患者の増加や高齢化による検体数の増加、個別化医療の発展に伴う検査の多様化などにより、病理診断の現場では多くの病理組織標本を正確かつ迅速に作製することが求められてい

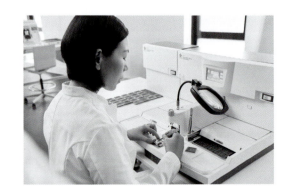

ます。「ティシュー・テック® TEC（テック）シリーズ」は、病理標本作製工程におけるパラフィン包埋の作業を行うための装置として1972年の初代機種発売から40年以上の販売実績を持ち、現在では世界中の病理検査室で使用いただいています。このたび発売するTEC6はシリーズ6代目となる新商品です。病理検査室における日々の包埋作業をスムーズに負担なく行っていただくための新たな機能を搭載し、使いやすさと信頼性を向上させました。

カラータッチスクリーンのアイコン操作により、指先ひとつで簡単に各種設定ができます。5段階調整可能なLED照明や光が反射しにくい白いホットプレートにより、検体の視認性が向上、安全性に配慮しています。また作業中の手元を支えるリストレストや補助装置を左右どちらにも配置できるなど、柔軟性のあるデザインにより、お客さまそれぞれのお好みにあわせてお使いいただくことができます。

サクラファインテックジャパンは病理検査におけるトータルソリューションプロダイバーとして、病理標本作製のための最適な製品、試薬、サービスをフルパッケージで提供します。

【商品仕様】
一般名：パラフィン包埋ブロック作製装置
商品名：ティシュー・テック® TEC6 エンベディングシステム
発売日：2018年10月26日（金）
セット内容：①ティシュー・テック® エンベディング・モジュール
　　　　　　パラフィンを溶融し、検体（組織片）の入った包埋皿に分注する装置
　　　　　②ティシュー・テック® クライオ・モジュール
　　　　　　包埋皿に分注したパラフィンを冷却し固化させ、包埋ブロックを作製する装置
希望販売価格：1,850,000円（セット価格※）
　　※①エンベディング・モジュール単体価格　1,300,000円
　　　②クライオ・モジュール単体価格　600,000円
本体寸法；①幅575×奥行642×高さ377mm
　　　　　②幅330×奥行617×高さ377mm
使用目的：病理標本作製時における組織のパラフィン包埋
発売地域：日本、アジア・オセアニア、米国、欧州にて順次発売
販売目標；5年以内に日本国内で550台

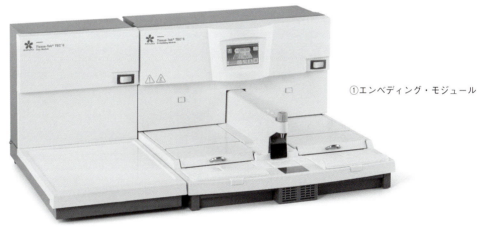

商品画像
①エンベディング・モジュール
②クライオ・モジュール

【サクラファインテックジャパン株式会社について】
　サクラファインテックジャパン株式会社は、サクラグローバルホールディング株式会社（代表取締役会長：松本謙一）の傘下企業で、病理学的検査における機器、消耗品、試薬の専門メーカーです。医療における検査の中でも、最終診断といわれる重要な役割を担う病理学的検査において、さまざまな貢献を実施しております。

■本件に関するお問い合わせ先
マーケティング部　担当：橋場恵美
東京都中央区日本橋浜町2-31-1　浜町センタービル
TEL：03-5643-2632　FAX：03-5643-3381　e-mail：m.hashiba @ sakura-finetek.com

2018年10月23日
サクラファインテックジャパン㈱

使い切りパッケージの染色液により、病理標本作製の精度管理に貢献
「ティシュー・テック® マイヤーヘマトキシリン プリズマ専用パッケージ」新発売

病理検査機器・器材のトータルサプライヤー、サクラファインテックジャパン株式会社（本社：東京都中央区、代表取締役会長兼社長：石塚悟）は、「ティシュー・テック® 染色液シリーズ」の新ラインアップとして、「ティシュー・テック® マイヤーヘマトキシリン プリズマ専用パッケージ」を11月1日に発売いたします。

【商品概要】
商 品 名：ティシュー・テック® 染色液シリーズ
　　　　　ティシュー・テック® マイヤーヘマトキシリン
　　　　　プリズマ標準薬液容器用
　　　　　ティシュー・テック® マイヤーヘマトキシリン
　　　　　プリズマ小型薬液容器用
発 売 日：2018年11月1日（木）
希望販売価格：28,800円（標準薬液容器用　4本入り）
　　　　　　　13,000円（小型薬液容器用　4本入り）
発売地域：日本
販売目標：5年以内に100施設に導入

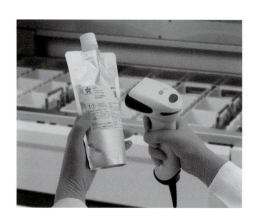

【商品画像】

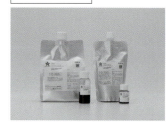
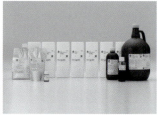

ティシュー・テック®
染色液シリーズ

ティシュー・テック® マイヤーヘマトキシリン
（左）プリズマ標準薬液容器用
（右）プリズマ小型薬液容器用

がん患者の増加や高齢化による検体数の増加、個別化医療の発展などにより、病理診断の現場では病理標本作製の標準化や精度管理が以前にも増して求められています。このたび発売するのは、自動染色装置「ティシュー・テック® プリズマ™ プラス」の薬液容器の容量に合わせた使い切りパッケージの染色液です。すでに発売済みのヘマトキシリン3Gとエオジンのプリズマ専用パッケージに加えて、マイヤーヘマトキシリンを新ラインアップとして追加いたします。

使い切りサイズのパッケージのため試薬交換時期が明確になり、病理標本作製における染色工程の精度管理に貢献します。さらにプリズマ プラスのバーコード機能を使用してパッケージのバーコードを読み取ることで、試薬情報の管理が容易になり、染色結果のトレーサビリティーにも利用可能です。またパウチタイプの容器はごみ軽減にもつながり、環境にも優しい仕様となっています。

サクラファインテックジャパンは病理のトータルソリューションプロバイダーとして、病理標本作製のための最適な製品、試薬、サービスをフルパッケージで提供します。

【サクラファインテックジャパン株式会社について】
サクラファインテックジャパン株式会社は、サクラグローバルホールディング株式会社（代表取締役会長：松本謙一）の傘下企業で、病理学的検査における機器、消耗品、試薬の専門メーカーです。医療における検査の中でも、最終診断といわれる重要な役割を担う病理学的検査において、さまざまな貢献を実施しております。

■本件に関するお問い合わせ先
サクラファインテックジャパン株式会社
マーケティング部　担当：応治比呂美　橋場恵美
東京都中央区日本橋浜町2-31-1　浜町センタービル
TEL：03-5643-2632　FAX：03-5643-3381
e-mail：h.oji @ sakura-finetek.com ／
　　　　m.hashiba @ sakura-finetek.com

報道発表

2018年10月23日
株式会社トプコン

世界初のFDA認証「AI自動診断システム」で戦略的提携！
AI画像診断で糖尿病性網膜症による
失明の予防に取り組む

株式会社トプコン（本社：東京都板橋区、代表取締役社長：平野 聡）の完全子会社である Topcon Healthcare Solutions, Inc.（本社：米国 ニュージャージー、社長：馬場 昭文）とヘルスケア領域における最先端の AI 自動診断技術を有する IDx Technologies, Inc.（本社：米国 アイオワ、CEO マイケル・アブラモフ、（以下 IDx 社））は、IDx 社が開発した世界初の糖尿病性網膜症 AI 自動診断システムに関する独占契約を締結しました。

「IDx-DR」は、眼底画像から糖尿病性網膜症を即座に検出するシステムとして、FDA（米食品医薬品局）が世界で初めて認証した自律型 AI 診断システムです。本合意に基づき、両社は米国における「IDx-DR」の販売において、トプコン製フルオート眼底カメラ「TRC-NW400」を独占的に採用することになります。（画角 55° 未満のフルオート眼底カメラに限る）

尚、トプコンは本契約の範囲外の AI を活用したソリューションにおいては、引き続き他社との連携を続けて参ります。

「診療現場において、自律型 AI 診断が効果的に機能する為には、使いやすさと、常に高品質の画像が得られることが極めて重要です。」、さらに「トプコンは、フルオートで使いやすい眼底画像診断装置の開発において、革新的なマーケットリーダーです。我々は、疾患の早期発見を誰もが簡単に、手ごろな価格で提供することで、失明予防と眼の健康に貢献できる」と医学博士で、IDx 社創業者兼 CEO であるマイケル・アブラモフ氏は語っています。

トプコン、IDx 社ともイノベーションの歴史があります。IDx 社は 2018 年 4 月に IDx-DR の FDA 認証を取得しました。世界で初めて画像や結果の解釈を医師に依存しない自律型の AI 診断システムを FDA が認証したのです。トプコンは、世界で初めてスペクトラルドメイン（SD）式、およびスウェプトソース（SS）式の網膜の断層撮影を行う光干渉断層撮影装置（OCT）を市場に投入しました。最近では 3 D OCT-1 Maestro（SD 式）と DRI OCT Triton（SS 式）という 3 次元眼底撮影装置を販売しています。

トプコン常務執行役員の大上 二三雄は「IDx 社との提携により、アイケア市場のパイオニアとしての地位がさらに確固なものになります」また、「糖尿病患者が増加している現状、IDx 社との連携により、効率的な診断ワークフロー、画像技術、および AI 診断ツールを提供することで、AI 自動診断の普及に努めたい。」と述べています。

今回の FDA 認証は、「IDx-DR」の AI 自動診断システムが、プライマリケア（初期診療）の環境下で、専門医並みの診断が行えることを実証した臨床事例のひとつとなりました。「IDx-DR」は「TRC-NW400」に関して最小限のトレーニングを受けたオペレーターが撮影した網膜のデジタル画像を独自の AI アルゴリズムで解析し糖尿病性網膜症の陽性か陰性かの判断を行います。これまで、正しい診断結果の検出率は実に 96％にのぼっています。

世界的に糖尿病患者が増加している現状において、トプコンと IDx 社は、この様な AI 自動診断システムの普及を目指し、誰もが簡単に手ごろな価格で受診できる環境を整える事で、疾患の早期発見、早期治療、ひいては失明予防と眼の健康に貢献していきます。

【IDx 社概要】

会　社　名：IDx Technologies, Inc.
代　表　者：CEO and Founder Michael D. Abramoff, MD, PhD
本社所在地：2300 Oakdale Blvd., Coralville, IA 52241
設　　立：2010 年
URL　　：https://www.eyediagnosis.net/

IDx は、2010 年にグローバルヘルスケアの品質の向上、更にリーズナブルでより身近なものにすることをミッションとして創業。画像から疾患を検出する臨床自律型アルゴリズムの開発に注力し、プライマリケア（初期診療）での AI 診断を可能とすることで、患者に対しリーズナブルな料金で高精度の診断結果の提供を目指しています。

現在は、黄斑変性、緑内障、アルツハイマー病、心血管疾患、および脳卒中リスクを検出するためのさらなる AI ベースの診断システム開発に取り組んでいます。

■本件に関するお問い合わせ先

・株式会社トプコン アイケア事業本部 アイケア事業開発部
　秋葉 正博（あきば まさひろ）　TEL：03-3558-2502

・株式会社トプコン　広報・IR 室
　〒 174-8580　東京都板橋区蓮沼町 75-1

　　　　　　　　　　　　　　TEL：03-3558-2568

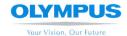

2018年10月25日
オリンパス株式会社

効率的なESD/EMR手技をサポート
内視鏡用粘膜下注入材「ケイスマート」を発売

オリンパス株式会社（社長：笹 宏行）は、効率的なESD/EMR手技をサポートする内視鏡用粘膜下注入材「ケイスマート」を、2018年11月1日から国内で発売します。本製品は、キユーピー株式会社（社長：長南 収）が製造販売元となります。

内視鏡用粘膜下注入材は、胃、食道、大腸などの消化管の粘膜層にとどまる早期がんなどの病変を通電しながら切除する「内視鏡的粘膜下層剥離術」（以下、ESD[※1]）や「内視鏡的粘膜切除術」（以下、EMR[※2]）という術式で使用される医療機器です。製造販売元のキユーピー株式会社とともに、手術時間の短縮と安全確実なESD/EMR手技の実現をサポートします。

本製品は、第26回日本消化器関連学会週間（期間：2018年11月1日～4日、会場：神戸コンベンションセンター）および第81回日本消化器内視鏡技師学会（期間：2018年11月2日～3日、会場：京都パルスプラザ京都府総合見本市会館）に出展します。

● 発売の概要

販売名	発売予定日
ケイスマート	2018年11月1日

● 主な特長
1. 病変部位の粘膜隆起、形成・維持をサポート
2. 使い勝手の良いバイアル瓶[※3]のデザインを採用

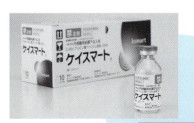

内視鏡用粘膜下注入材「ケイスマート」

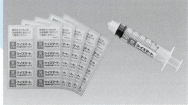

[※1] Endoscopic Submucosal Dissection の略。内視鏡を用いて、高周波ナイフで病変周囲の粘膜を切開・剥離する手技。
[※2] Endoscopic Mucosal Resection の略。内視鏡を用いて、スネアと呼ばれる金属の輪を病変部に引っかけ、高周波電流を流して切除する手技。
[※3] 注射剤をいれるための容器で、ガラスもしくはプラスチックでできた瓶にゴムで栓をしたもの。

[参考資料]

● 市場導入の背景

1980年代にEMRが登場し、内視鏡による早期がんなどの治療が盛んに行われ、患者に負担の少ない手技として現在も普及しています。一方で、EMRは使用する処置具の制約上、切除できるサイズに限界があります。これに対して、2000年頃から、より広範囲の病変を一括切除することのできるESDが行われるようになりました。当社は、2002年に世界初のESD専用処置具を商品化するなど、市場の拡大に貢献してきました。

内視鏡用粘膜下注入材は、ESD/EMR手技を行う際、病変周囲の粘膜下層に注入して使用します。病変が隆起することで切除がしやすくなり、円滑な手技を行う上で重要な役割を果たします。今回、当社初となる内視鏡用粘膜下注入材を販売することで、さらなる手技の普及を目指します。

● キユーピーとの提携

ケイスマートの主成分はヒアルロン酸ナトリウム溶液です。キユーピー株式会社のファインケミカル事業は、さまざまな素材を食品・化粧品・医薬品などの分野へ提供しており、中でも30年以上にわたり研究を重ねてきたヒアルロン酸は、国内販売量No.1（2017年富士経済調べ）となっています。キユーピー

(1)マーキング
内視鏡を胃の中に入れ、病変の周辺に切り取る範囲の目印をつける
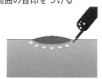

(2)局注
粘膜下層に薬剤を注入して浮かせた状態にする
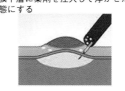

(3)切開
マーキングを切り囲むようにナイフで病変部の周囲の粘膜を切る
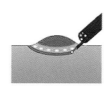

(4)粘膜下層の剥離（はくり）
専用ナイフで病変を少しずつ慎重にはぎとり、最後まで剥離（はくり）する、または最後にスネアで切り取る
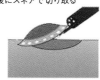

(5)回収
切り取った病変部は病理検査に出すため回収する
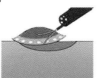

(6)止血
切り取ったあとの胃の表面に出血がある場合は止血処置を施す

ESD手技の流れ

株式会社が培った豊かな知見を、この度「内視鏡用粘膜下注入材」という形で医療機器へ活用することとなり、キユーピー株式会社が製造販売、オリンパスが販売を担当することとなりました。

●主な特長の詳細

1. 腫瘍部位の粘膜隆起、形成・維持をサポート

ケイスマートは、製造販売承認され償還価格が設定されている内視鏡用粘膜下注入材です。病変部位の粘膜の隆起・形成、その維持をサポートします。また、隆起がキープされるため、スムーズなESD/EMR手技に貢献します。

2. 使い勝手の良いバイアルのデザインを採用

20mlの内容量に対して30mlのバイアル瓶を使用しているため、瓶内の空気のスペースが広くなっています（**写真左**）。そのため、ヒアルロン酸溶液を注射器内に引き込む一連の操作を非常に軽い力で行うことができ、一度で20mlのヒアルロン酸溶液全てを引き抜くことができます。また、針の先端が視認しやすいふたの設計のため、最後まで抜き切ったことがわかりやすくなっています（**写真右**）。

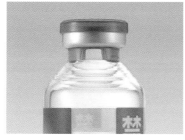
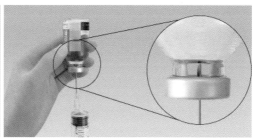

本リリースに掲載されている社名及び製品名は各社の商標または登録商標です。

■本件に関するお問い合わせ先
オリンパス株式会社 広報・IR部 塚本　TEL：03-3340-2174 FAX：03-6901-9680
ホームページ：：http://www.olympus.co.jp

PHILIPS

2018年10月31日
株式会社フィリップス・ジャパン
株式会社アルム

フィリップス、日本のベンチャー企業、アルムと資本業務提携を実施し、モバイルヘルスアプリによる救急医療ソリューションを強化

ヘルステックの分野でグローバルリーダーとして「2025年までに年間30億人の人々の生活を向上させる」をミッションに掲げる、ロイヤルフィリップス（本社：オランダ・アムステルダム、日本本社：東京都港区 株式会社フィリップス・ジャパン 代表取締役社長：堤 浩幸、以下 フィリップス）は2018年10月30日、日本のヘルスケアインフォマティクス企業、株式会社アルム（本社：東京都渋谷区、代表取締役社長：坂野哲平、以下 アルム）と、急性期の革新的なコネクテッドヘルスケアソリューションの共同開発に向けて資本業務提携を実施したことをお知らせします。

この提携により両社は、アルムのモバイル・コミュニケーション・ソリューションとフィリップスの蘇生・救急医療領域における製品の開発および統合にフォーカスしていきます。このたびの契約の一環として、フィリップスは、アルムの少数株主持分を取得しました。

蘇生・救急医療領域におけるグローバルリーダーとして、フィリップスは、発生した緊急事態にいつでも迅速かつ効果的に対応できるよう、医療従事者と一般ユーザーをサポートします。フィリップスは、自動体外式除細動器（AED）、生体情報モニタリングシステム、データ管理ソリューションを含め、幅広い革新的蘇生・救急医療領域におけるソリューションを提供します。

アルムは、救急医療、モバイル診断ソリューション、ホームケアのための新世代技術と医療コミュニケーションプラットフォームによって、このフィリップスのサービスを補完し、拡張します。アルムのサービスには、緊急時に脳卒中患者の状態を評価し、現場の救急車と救急隊員を支援することを目的としたスマートフォンアプリのFast-EDが含まれます。またアルムは、救急支援と医療記録のためのアプリ、MySOSも提供しています。MySOSは、救急医療機関がより高い生存率を達成できるよう支援し、地域社会の自助プラットフォームを提供し、医療処置のコストを削減します。

フィリップス・ジャパン代表取締役社長の堤浩幸は、次のように述べています。「当社は、この提携により、モバイルヘルス分野のパイオニアであるアルムと強固な協業体制を構築し、他各社との協力を通じて「日本国内で適用されるソリューション」の開発を加速します。両社共同でフィリップスの蘇生・救急医療領域ソリューションによりデジタル化を加速し、モバイルコミュニケーションアプリによって患者さんを中心とした医療管理を次の段階へと進めます。」

アルム代表取締役社長の坂野哲平は、次のように述べています。「このたび、フィリップスと提携し、医療業界向け次世代技術および医療コミュニケーションプラットフォームを立ち上げることによって、社会に貢献するという当社のミッションを加速します。両社で協力してモバイル医療ソリューションの実装および採用を加速し、緊急を要するケアの提供を合理化して、臨床アウトカムとワークフロー効率を改善し、すべてのステークホルダーが実感できるベネフィットを実現します。」

日本は、2017年に10億ユーロを超える売上高を記録し、フィリップスにとって世界第3位の市場です。昨年、人々の健康をサポートするフィリップスの製品とソリューションは、3,800万人の日本人の生活を向上させました。

● ロイヤル フィリップスについて

ロイヤル フィリップス（NYSE:PHG, AEX:PHI）は、人々の健康の向上にテクノロジーで貢献するヘルステック分野のリーディングカンパニーです。健康な生活、予防、診断、治療、ホームケアという一連のヘルスケアプロセスを通じて、先進的なテクノロジーと、医療従事者および消費者のインサイトを基に、人々の健康を改善し良好な結果をもたらすための包括的なソリューションを提供しています。

主な事業領域は、画像診断、画像誘導治療、生体情報モニター、ヘルスインフォマティックスのみならず、パーソナルヘルスや在宅医療まで、さまざまな領域に渡ります。フィリップス ヘルステック事業の2016年の売上高は174億ユーロ、オランダを拠点に全世界に71,000人の従業員を擁し、世界100ヵ国以上でビジネスを展開しています。

■ 本件に関するお問い合わせ先

● 株式会社フィリップス・ジャパン
ブランド コミュニケーション部　TEL:.03-3740-5896

2018年11月1日
メドライン・ジャパン合同会社

検査・検診用（化学療法用）
「バーサシールド エクステンドカフ」発売開始
～メドラインが誇る耐薬強度と操作性に優れたニトリル手袋～

　医療機器製造メーカー メドライン・ジャパン合同会社（本社：東京都文京区）は、2018年11月1日に検査・検診用手袋『バーサシールド エクステンドカフ』の発売開始を発表いたしました。

　50種類を超える化学療法剤耐性、厚手のエクステンドカフ（通常よりもカフ部分が長く、袖口からの曝露を予防する）タイプ、かつスムーズな装着と操作性にも優れた製品として実現致しました。内視鏡検査・抗がん剤ミキシング時のダブルグローブ用アウター手袋としてのご使用をはじめ、さまざまなシーンで利用可能なロングカフのニトリル手袋です。また、パッケージにはサイズ別カラーコードを採用し、必要なサイズを瞬時に取り出せます。

　メドライン・ジャパンでは、お客様の要望に迅速にお応えする体制で医療従事者様が医療業務に専念できるパートナーとなるべく、今後も高品質の製品を提供させていただきます。

●メドライン・ジャパン合同会社について
　米国メドライン・インダストリーズの日本法人です。医療機関向けに手術準備キット、手術用・検査用手袋、ガウン、ドレープ、個人防護具などの医療用品を製造・販売しています。高品質で付加価値のある医療用品の提供を通じ、医療従事者の感染防止と患者ケアによるQOL向上に貢献します。詳細は弊社のウェブサイト http://www.medline.co.jp をご覧ください。

●メドライン・インダストリーズについて
　1966年にイリノイ州マンデレインにて創業し、全米最大規模の医療用品を製造・販売する医療機器製造メーカーです。35万点に及ぶ製品を有し、グローバルネットワークは世界90カ国に渡ります。その多くの製品は全世界でトップクラスのシェアを誇ります。近年、米国Becker誌において"ヘルスケア業界で働きやすい会社ベスト150"にランクインしています。

■製品特長

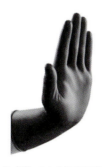

▲シールド（盾）のように交差感染
から医療従事者を守ります。

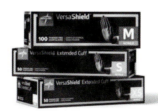

▲製品パッケージ

- 50種以上の耐薬品性試験済み
- 厚手かつエクステンドカフタイプ
- パウダーフリー・ラテックスフリー
- 滑り止め加工（指先）
- カラーコード表記パッケージ
- バクテリオファージテスト合格品[※]

[※]バクテリオファージテストとは測定可能な最小ウイルスのひとつとして知られる phi-X174 に対するバリア効果を示した場合、それよりも大きなウイルス全てに対してバリア効果を有することになります。すべてのメドライン製検査用手袋は、当該テストに合格しています。

■本件に関するお問い合わせ先
●メドライン・ジャパン合同会社
マーケティング・コミュニケーションズ　阿部貴子
TEL.03-5842-8866（直通）takako.abe@medline.com

特定非営利活動法人　日本医療マネジメント学会

2018年度 クリティカルパスワークショップ 開催の御案内

テーマ：クリティカルパスを正しく理解し、病院運営に役立てよう

　クリティカルパスが日本に導入されて20有余年になります。臨床の現場に活用され、医療の質向上に大きく貢献していることは皆の認めることと思います。

　日本医療マネジメント学会が行っているアンケート結果をみるとクリティカルパスは200床以上の病院の約9割で導入され、各病院で使用されているクリティカルパスの数も増加しています。

　一方、同じアンケートから組織としての取り組みのあり方、紙クリティカルパスから電子カルテクリティカルパス移行時の問題等々現場においての運用にさまざまな問題が生じていて苦労されていることがわかりました。

　本ワークショップは各施設でクリティカルパスの運用に携わっている方々が夫々の問題を持ち寄り、意見を交換し問題の解決をはかることを目的に企画されました。

　クリティカルパスの実務担当者、できれば各施設から複数の御参加を頂きたいと考えています。

　多数の御参加をお待ちします。

日本医療マネジメント学会理事長　宮﨑 久義

ワークショップ実行委員会委員長　野村 一俊

○日　時：2019年1月26日(土)13:00～1月27日(日)12:00
○場　所：医療法人創起会くまもと森都総合病院　5階大会議室
（〒862-8655　熊本市中央区大江3丁目2番65）

プログラム

■ 第1日目　1月26日（土）

13:00　受付開始
13:30　開会
　　　　講演Ⅰ「クリティカルパスの普及と課題」
　　　　　　　日本医療マネジメント学会理事長　宮﨑 久義
14:00　講演Ⅱ「クリティカルパスの基本」
　　　　　　　朝日野総合病院病院長　野村 一俊
14:30　ワークショップ
　　　　　コメンテーター　朝日野総合病院病院長　野村 一俊
　　　　　　　朝日野総合病院院長補佐　片渕 茂
　　　　　国立病院機構熊本医療センター副院長　清川 哲志
　　　　新田塚医療福祉センター福井総合病院副院長　勝尾 信一
　　　　　おびやま在宅クリニック院長補佐　田代 清美
17:30　移動
18:00　意見交換会
20:00　第1日目終了

■ 第2日目　1月27日（日）

8:30　受付
9:00　講演Ⅲ「クリティカルパスを活用するための工夫」
　　　　　新田塚医療福祉センター福井総合病院副院長　勝尾 信一
9:30　ワークショップ発表
1130　総合討論
12:00　閉会

○会　　費：5,000円（但し、学会非会員　7,000円）
　　　　　　※意見交換会参加費は2,000円です(原則全員参加)。
　　　　　　上記会費に2,000円を加えて同時に御入金下さい。
○定　　員：60名（定員を満たし次第締め切らせて頂きますので、
　　　　　　お早めにお申込み下さい）
○受付期間：2018年12月3日（月）～2019年1月11日（金）

申込方法

　所定の申込用紙に必要事項をご記入のうえFAXにてお申込みください。申込用紙につきましては、下記のホームページよりダウンロードするか、または下記事務局までお申し付けください。

○問合せ先　日本医療マネジメント学会事務局　〒860-0806　熊本市中央区花畑町1-1 三井生命熊本ビル3階
　　　　　　TEL：096-359-9099　FAX：096-359-1606　E-mail：jhm@space.ocn.ne.jp　ホームページ：http://jhm.umin.jp/

特定非営利活動法人　日本医療マネジメント学会

2018年度 医療連携分科会 開催の御案内

テーマ：同時改定を振り返り、医療機能の分化・連携を考える

　2018年度は医療・介護の6年に1度の同時改定年、さらに第7次医療計画、第7次介護保険事業計画のスタート年でした。この2018年度を振り返り、団塊の世代700万人が後期高齢者となる2025年へむけての医療の機能分化と連携の強化について考えて行きたいと思います。また2018年6月には団塊ジュニアが高齢化する2040年における社会保障給付費の推計が初めて公表されました。2040年問題を念頭に置きながら2025年問題を改めて振り返って考えたいと思います。みなさまのご参集をお待ちしています。

日本医療マネジメント学会理事長　宮﨑 久義
地域医療委員会委員長　武藤 正樹

○日　時：2019年2月2日(土)10:30 ～ 16:00
○場　所：日本医科大学　教育棟2階　講堂（〒113-8603　東京都文京区千駄木1-1-5）

プログラム

9:30	受付開始
10:30	開会　　日本医療マネジメント学会理事長　宮﨑 久義
10:45 ～ 11:30	基調講演1「2040年問題を考える」　厚生労働省大臣官房審議官（総合政策（社会保障）担当）　伊原 和人
11:30 ～ 12:30	基調講演2「医療と介護のクロスロード〜同時改定と医療介護連携〜」　国際医療福祉大学大学院教授　武藤 正樹
12:30 ～ 13:30	休憩
13:30 ～ 14:00	講演1「2018年調剤報酬改定と保険薬局の在り方」　公益社団法人日本薬剤師会会長　山本 信夫
14:00 ～ 14:30	講演2「2018年同時改定と医療・介護連携の在り方」　公益社団法人全日本病院協会会長　猪口 雄二
14:30 ～ 15:00	講演3「2018年同時改定と看護連携の在り方」　公益社団法人日本看護協会副会長　齋藤 訓子
15:00 ～ 15:20	講演4「地域連携人材の養成、「医療福祉連携士」について」　医療法人朝日野会朝日野総合病院病院長　野村 一俊
15:20 ～ 15:30	休憩
15:30 ～ 16:00	パネルディスカッション「2025年へ向けて医療と介護の連携を考える」 司会：国際医療福祉大学大学院教授　武藤 正樹 演者：公益社団法人日本薬剤師会会長　山本 信夫 　　　公益社団法人全日本病院協会会長　猪口 雄二 　　　公益社団法人日本看護協会副会長　齋藤 訓子 　　　医療法人朝日野会朝日野総合病院病院長　野村 一俊
16:00	閉会（予定）

○会　　費：5,000円（但し、学会非会員10,000円）
○定　　員：200名（定員を満たし次第締め切らせて頂きますので、お早めにお申込み下さい）
○受付期間：2018年12月3日（月）〜 2019年1月11日（金）

申込方法

　所定の申込用紙に必要事項をご記入のうえFAXにてお申込みください。申込用紙につきましては、下記のホームページよりダウンロードするか、または下記事務局までお申し付けください。

○問合せ先　日本医療マネジメント学会事務局　〒860-0806　熊本市中央区花畑町1-1 三井生命熊本ビル3階
　　　　　　TEL：096-359-9099　FAX：096-359-1606　E-mail：jhm@space.ocn.ne.jp　ホームページ：http://jhm.umin.jp/

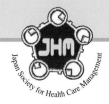

日本医療マネジメント学会 入会のご案内

理事長挨拶

　日本医療マネジメント学会が発足して21年目に入りました。学会は医療の質の向上を求めてクリティカルパスをはじめ医療連携、医療安全等々、医療の現場における各種の課題の研究、提案を行い、成果を上げて参りました。

　医療界は医学の進歩と急速な高齢人口の増加を背景に、さらに転換を求められてきています。医療の現場に携わる私共はしっかりと現実をみつめ、将来を考えて取り組んでいくことが望まれます。

　主な学会活動としては全国学術総会の開催があります。第20回日本医療マネジメント学会学術総会（会長　KKR札幌医療センター病院長　磯部　宏　先生）は2018年6月8日、9日の2日間にわたりニトリ文化ホールほかで開催されました。日本全国から医師、看護師、薬剤師、医療スタッフ全般、事務、管理者等多職種の多数参加の下にクリティカルパス、医療連携、安全、医療の質向上等広範な内容の発表と熱心な討論が行われました。

　第21回日本医療マネジメント学会学術総会（会長　独立行政法人地域医療機能推進機構中京病院院長　絹川　常郎　先生）は2019年7月19日、20日の2日間にわたって名古屋国際会議場で開催されます。只今、鋭意プログラム作成が進んでいるところです。斬新かつ充実したプログラムが期待されます。

　また、医療連携分科会、医療安全分科会をはじめとした各種分科会、医療福祉連携や医師事務作業補助に携わる人材育成のための講習会、クリティカルパスワークショップ等の開催、医療福祉連携士の認定、学会雑誌の年5冊定期的発行、学会編集による「イザイ（医療材料）」等雑誌、「医療安全メールマガジン」、「医療安全 BOOKS」シリーズ、「クリティカルパスの新たな展開」等書籍の監修等活発な学会活動が展開されています。各都道府県の支部活動も活発で、より身近な参加しやすい学会です。支部をまたいだ九州・山口連合大会、東北連合会の活動も本学会の特色です。

　本学会の趣旨と活動にご賛同頂き、よりよい医療マネジメントの開発研究に携わる多くの方の参加をお待ちしております。

特定非営利活動法人 日本医療マネジメント学会 理事長　宮﨑 久義

入会お申し込み

■一般正会員 ── 学会の趣旨に賛同される個人

年会費　医師・歯科医師: 10,000円　医療スタッフ・福祉・一般: 7,000円
主な特典　日本医療マネジメント学会雑誌（年間5冊出版）、News Letter提供

■賛助会員 ── 学会の趣旨に賛同される企業など

年会費　100,000円
主な特典　・一般正会員1名と同等の特典
　　　　　・学会主催展示会で優先的に展示場所割当

●会計年度
会計年度は4月～翌年3月です。

●入会申し込み
所定の入会申込用紙（学会事務局へ請求ください）に必要事項をご記入の上、郵送またはFAXにてお申し込みください。
また、**本学会ホームページからも入会手続は可能です**のでご利用下さい。

★賛助会員のお申込は、別途所定の申込用紙がございますので学会事務局まで御連絡下さい。

学会事務局
特定非営利活動法人 日本医療マネジメント学会 事務局
〒860-0806　熊本市中央区花畑町1-1　三井生命熊本ビル3階
TEL：096-359-9099
FAX：096-359-1606
E-mail：jhm@space.ocn.ne.jp　　ホームページ：http://jhm.umin.jp/

季刊　イザイ─医材、バックナンバーのご案内
年間購読（4冊分）をお申込の場合、送料はサービスとなります。

イザイ創刊号（2006年9月発行）
特集：DPC が日本の医療経営を根本的に変える
DPC の概要
イザイ創刊記念座談会「医療材料の現状と将来」
トップインタビュー：堀口 彰（株式会社メディコン代表取締役社長）

イザイ第2号（2006年12月発行）
第1特集：手術室の医療材料
巻頭論文「手術室の医療材料」
座談会「手術室の医療材料の問題点」
第2特集：SPD は、病院経営の救世主になりえるか
巻頭論文「病院におけるSPD化の方向性と課題」
トップインタビュー：古藤 健二郎（スリーエムヘルスケア株式会社 代表取締役常務）

イザイ第3号（2007年3月発行）
特集：在宅医療と医療材料
巻頭インタビュー「在宅医療と医療材料」
特別寄稿「在宅地域連携クリティカルパスと医療材料」
座談会「在宅医療の現状と将来展望」
トップインタビュー：松本 晃（ジョンソン・エンド・ジョンソン株式会社 代表取締役社長）

イザイ第4号（2007年6月発行）
第1特集：医療安全のための医療開発
巻頭論文「医療安全を重視した医療機器開発の重要性」
第2特集：なぜ、日本の医療材料は高いのか
座談会「医療材料の内外価格差を考える」
トップインタビュー：松本 謙一（サクラ精機株式会社 代表取締役会長）

イザイ第5号（2007年9月発行）
特集：日本から革新的医療機器を中心に─
巻頭インタビュー
「革新的な医療機器開発には、アッセンブル能力が不可欠だ」
座談会「日本から革新的医療機器を！─METISの取り組みを中心に─」
トップインタビュー：根本 鬲（瑞穂医科工業株式会社代表取締役社長）

イザイ第6号（2007年12月発行）
特集：欧米の医療情報システムの現状
座談会　欧米の医療情報システムの現状 実態調査団報告（1）
トップインタビュー：青木 眞（泉工医科工業株式会社代表取締役社長）

イザイ第7号（2008年3月発行）
特集：洗浄・滅菌・消毒
座談会　欧米の医療情報システムの現状 実態調査団報告（2）〜米国編〜
第2特集：なぜ、日本の医療材料は高いのか
座談会「医療材料の内外価格差を考える」
トップインタビュー：吉田 安幸（旭化成メディカル株式会社・旭化成クラレメディカル
株式会社代表取締役社長）

イザイ第8号（2008年7月発行）
特集：医療マネジメントに貢献するイザイ管理のノウハウ①
「DPCデータの徹底活用を目指す」
トップインタビュー：松原 一雄（アトムメディカル株式会社 代表取締役社長）

イザイ第9号（2007年11月発行）
特集：医療マネジメントに貢献するイザイ管理のノウハウ②
トップインタビュー：有吉純夫（三菱商事 執行役員）

イザイ第10号（2009年2月発行）
特集：内視鏡外科手術のイザイ Part1
●腹腔鏡下外科手術の臨床と医療経済
●胸腔鏡下肺葉手術 VATS lobectomy の臨床と医療経済
●腹腔鏡下大腸切除術の臨床と医療経済
トップインタビュー：諸平 秀樹（日本医療機器販売業協会会長）

イザイ第11号（2009年7月発行）
特集：内視鏡外科手術のイザイ Part2
●胸腔鏡下胸切除術の臨床と医療経済　●腹腔鏡下胆嚢摘出術の臨床と医療経済
●胸腔鏡下外科手術の臨床と医療経済　●内視鏡下甲状腺切除術の臨床と医療経済
●内視鏡下産婦人科手術、主として生殖外科手術の臨床と医療経済
トップインタビュー：松本 義久（株式会社サン・システム 代表取締役）

イザイ第12号（2009年12月発行）
特集：今、医療材料に注目されているのか
●アップデートな話題を扱う「医療材料研究会」　●診療材料購入管理研修会が開催される
●米国医療機器・IVD 工業会、メディア・フォーラムを開催
トップインタビュー：荻野 和郎（日本医療機器産業連合会会長）

イザイ第13号（2010年4月発行）
特集：自動識別システムが病院を変える
●GS1バーコードが医療材料の流通を変える
●医療機器・医薬品へのバーコード表示の現状と今後
●在庫管理は、発注管理がポイント
トップインタビュー：西田 浩一（株式会社サトー 代表取締役執行役員社長）

イザイ第14号（2010年8月発行）
特集：「第12回日本医療マネジメント学会学術総会」報告
●シンポジウム6「医療マネジメントと物流管理」
●患者中心の医療チームマネジメント
●今後の医療提供体制の方向性　●医療安全についての市民フォーラム
トップインタビュー：江上 美芽（RAPS-Japan代表）

イザイ第15号（2010年11月発行）
特集：部門別システムの勧め
●医療情報システムの現状と問題点　●マルチベンダー下での部門システムの選択
●物品管理は部門別システム開発が効果的
トップインタビュー：鈴木 眞夫（アルケア株式会社 代表取締役社長）

イザイ第16号（2011年5月発行）
特集：病院経営の視点から見た医療材料管理
●病院経営と医療材料
●医療機器、医療材料はなぜ高いのか
トップインタビュー：森嶌 治人（オリンパスメディカルシステムズ株式会社 代表取締役社長）

イザイ第26号（2015年4月発行）
特集：医療安全のためのトレーニングセンター
トップインタビュー：片山 英伸（株式会社京都科学 代表取締役社長）

イザイ第17号（2011年11月発行）
特集：医療機器の保守点検と安全管理
●医療機器の保守点検の現状と将来への提言
●ユーザーの立場から考える医療機器安全管理
●厚生労働省の立場から見た医療機器の保守点検
トップインタビュー：藤原 武志（ガンブロ株式会社 代表取締役社長）

イザイ第27号（2015年9月発行）
特集：医療材料購入検討委員会の役割と課題
トップインタビュー：真庭 徹郎（マンモジャパン株式会社 代表取締役社長）

イザイ第18号（2012年4月発行）
特集：診療報酬改定とイザイ
平成24年度診療報酬改定〜医療材料を中心に〜
トップインタビュー：島田 隆（日本メドトロニック株式会社 代表取締役社長）

イザイ第28号（2016年2月発行）
特集：マイナンバー・医療等IDの今後
●医療におけるマイナンバーの今後の行方　●キーパーソンに聞く
トップインタビュー：落合 慈之（東京医療保健大学学事顧問／NTT東日本関東病院名誉院長／
GS1ヘルスケアジャパン協議会会長）

イザイ第19号（2012年9月発行）
特集：医療機器・医療材料の課題と将来を語る
トップインタビュー：宇田 正（株式会社リブドゥコーポレション 代表取締役社長執行役員）

イザイ第29号（2016年6月発行）
特集：手術室の医療材料の管理
●手術室における医療材料管理の実際　●手術室担当の看護師の立場から
トップインタビュー：堀田 雅宣（メドライン・ジャパン合同会社 代表執行役員社長）

イザイ第20号（2013年1月発行）
特集：「第14回日本医療マネジメント学会学術総会」報告
トップインタビュー：蒅田 豊（NPO ライフイノベーション総合支援機構）

イザイ第30号（2016年9月発行）
特集：地域包括ケアシステムにおける医療資材管理
●第18回日本医療マネジメント学会学術総会報告
●開業医の立場から見た地域包括ケアシステム
●急性期病院から在宅への課題
トップインタビュー：田中 一嘉（株式会社田中医科器械製作所 代表取締役）

イザイ第21号（2013年5月発行）
特集：共同購入の現状と将来
トップインタビュー：佐野 嘉彦（ニプロ株式会社 代表取締役社長）

イザイ第31号（2017年3月発行）
特集：医療機器識別とトレーサビリティ
●第1回医療製品識別とトレーサビリティ推進協議会が開催される
トップインタビュー：中島 孝夫（株式会社秋山製作所 代表取締役社長）

イザイ第22号（2013年11月発行）
特集：在宅医療と医療材料
トップインタビュー：イヤン・ヤング・リー（メドライン・インターナショナル・ジャパン）

イザイ第32号（2017年7月発行）
特集：動き出したシングル・ユース・デバイスの再製造
●第18回医療材料マネジメント研究会シンポジウムが開催される
トップインタビュー：前多宏信（株式会社フジタ医科機器 代表取締役社長）

イザイ第23号（2014年2月発行）
特集：レギュラトリーサイエンスとは
トップインタビュー：高橋 一巳（株式会社 MMコーポレーション 代表取締役社長）

イザイ第33号（2018年7月発行）
特集：一般社団法人 日本SPD協議会発足
●日本SPD協議会設立記念講演会が開催される
トップインタビュー：林 正晃（第一医科株式会社 代表取締役）

イザイ第24号（2014年7月発行）
特集：RFIDの現状と将来展望
─RFIDが医療材料の明日を変える─
トップインタビュー：一柳 吉孝（メディエ株式会社 代表取締役社長）

イザイ第25号（2014年11月発行）
特集：シングル・ユース・デバイス（SUD）
再製造の可能性
トップインタビュー：加藤 幸輔（エドワーズ ライフサイエンス株式会社 代表取締役社長）

編集後記

▽今号の特集は、前号に続きSPDの話題となりました。「SPDが医療製品物流を変える」とは、その通りだと、医療現場の実態を見ていると感じます。

▽今年は、コードの標準化では、医療製品識別とトレーサビリティという切り口で、盛り上がりを見せました。この間、流通からの改善を図るべく、様々な団体、組織ができたことに期待をかけていました。しかし、肝心の国＝行政が、一向に改善の方向に動こうとしていないように見えて仕方がありません。また、医療機器業界も、それぞれの既得権益を守り、現状を変えようとはしていません。一方、病院側は、業務改善、効率化実現のためにコストをかける余裕がないのでしょうか、関心が薄いようです。なぜ、病院経営が厳しいのか、現実をしっかりと分析してほしいものです。

▽医療財政が危機的状況になっています。さらに、今後、危機が深まろうとしています。その中で、全体最適を目指し、業界が一致協力して、流通の効率化、合理化を推し進めることが、まずは重要だと思います。そのために、SPDが果たす役割は大きいと思うのです。

▽世の中はIT化、IoTの時代に突入しています。AIは、あらゆる産業に影響を与えています。医療業界も、旧態依然とした持たれ合いから脱却して、新しい技術を積極的に取り入れることが必要だと思います。

▽今後も、素晴らしい病院経営を実現している事例や、優れたシステムを自在に操り、経営改善を図っている病院の事例を紹介していきたいと考えています。

▽今号も、発行が大幅に遅れたことを深くお詫び申し上げます。

（編集部：井澤　泰）

編集委員 (50音順)

編集委員長：野村 一俊
編 集 委 員：安達 暁子・池田 俊也・熊本 一朗・坂本 すが・柴崎　敦・松田 晋哉・行本百合子

イザイ 医材

2018
No.34（通巻34号）

- ■監　修　特定非営利活動法人日本医療マネジメント学会
- ■編　集　日本医療マネジメント学会　医療資材検討委員会
　　　　　委員長　野村一俊
- ■発行日　2018年12月27日発行（季刊）
- ■定　価　1部　本体1,524円＋税
- ■定期購読料　年間　6,096円＋税（年4冊）
- ■発行人　藤原 大
- ■発行所　株式会社篠原出版新社
　　　　　〒113-0034 東京都文京区湯島2-4-9 MDビル
　　　　　電話 （03）3816-5311（編集）　ファックス （03）3816-5314
　　　　　E-mail: izai@shinoharashinsha.co.jp
　　　　　（03）3816-8356（注文問い合わせ・営業）
　　　　　E-mail: info@shinoharashinsha.co.jp
　　　　　郵便振替　00160-2-185375
　　　　　URL: http://www.shinoharashinsha.co.jp
- ■印　刷　株式会社上野印刷所
- ■表紙デザイン　内海 真由美

本誌の内容の一部または全部を無断で複写・複製・転載すると著作権・出版権の侵害となることがありますのでご注意ください。